園部式

治療1年待ちの理学療法士が教える

ひざ痛改善メソッド

理学療法士
コンディション・ラボ所長
晴

彩図社

はじめに

あなたは、ひざ痛に対して病院で行われた治療と説明に納得がいっていますか？

レントゲンを撮って「ひざの軟骨がすり減っていますね」と言われ、変《へん》形性膝関節症《けいせいひざかんせつしょう》という診断が下され、薬を飲んだり、温めたり、電気をかけたりという治療を行う……。

その治療方法でひざ痛が良くなる人もいます。しかし、この本を手に取ってくださったあなたは、それでは良くならず何年もつらいひざ痛に悩んでいるのではないでしょうか。

私は30年以上にわたり理学療法士として、スポーツ整形外科が全国的に有名な総合病院のリハビリテーション室で患者さんへの運動療法の指導に従事してきました。薬のみに頼らず運動をもって治療や予防を行う中で、**運動療法には、私たちの体にもともと備わる「自然治癒力」や「潜在能力」を引き出し、病気・ケガ・加齢による変化で損傷したり衰えたりした体の働きを再び取り戻す、確かな力があることを日々実感してきました。**

再起不能といわれた故障を克服し、再び第一線で活躍できるようになった野球選手やサッカー選手、ひざ痛で数歩も歩けないような状態から再びスタスタ歩けるまでに回復した高齢者など、運動療法は、適切に行えば驚くような改善効果を発揮することを、目の当たりにしてきたのです。

そんな私が今、「ひざ痛」に悩む多くの人たちに、問いかけたいことがあります。

「ずっと悩んでいるあなたのひざ痛の原因は、一体なんでしょうか?」

「病院に行って薬と湿布を出されたり、温めたり電気をかけたりすることで、あなたのひざ痛の原因は良くなると感じるでしょうか?」

よくよく思い返してみると、どの治療も、痛みの原因が明確にされないまま行われていないのではないでしょうか？　もっと言ってしまうと、これらの治療には明確な狙いがあるのでしょうか？

正直に言うと、これらの治療法であなたのひざ痛が治るのは難しいでしょう。これらの治療法は、発症して1カ月以内の急性の痛みに対しては有効に働くことが多いです。しかし、慢性化した痛みの場合、これでは良くならない人が多いのが現状です。

なぜなら、「痛みを発している本当の原因となる組織」にアプローチができていないからです。

この本では、あなたのひざ痛の本当の原因を知っていただくと共に、ずっとつらいひざ痛を解消するセルフケアの方法をお伝えしていきます。どれも1分ほどでできる簡単な方法です。

あなたのひざ痛を解消させてあげましょう。

『園部式ひざ痛改善メソッド』目次

第3章 ひざ痛の原因となる　4つの組織への セルフケア

第4章 ひざ痛予防のための デイリーケア

第1章
レントゲンに痛みは写らない！
ひざ痛の真の原因

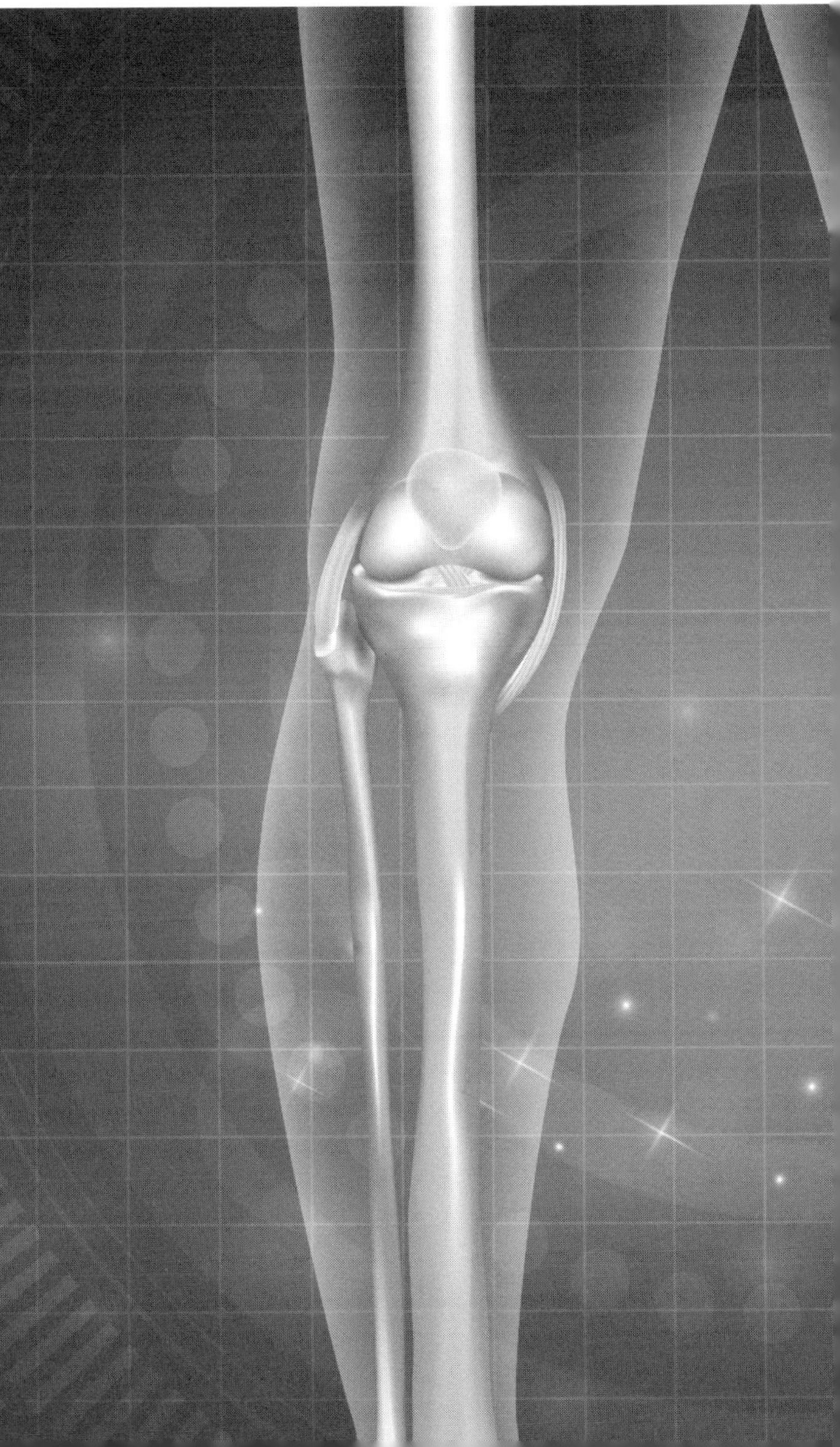

01

その治療であなたのひざ痛は治るのか？

お門違いの治療やケアで「ひざ痛」が難治化

ひざ痛は腰痛と並び、「国民病」といわれます。

厚生労働省の「国民生活基礎調査（2015年）」によれば、ひざ痛に悩む人は全国で2800万人と推定され、実に**日本国民の4分の1がひざ痛持ち**という計算になります。潜在的な患者を含めれば、3000万人近くに達するという見込みもあります。

単に患者数が多いだけではなく、ひざ痛が慢性化・重症化し、医療難民化する患者さんが多いことも大きな問題です。ひざ痛はこれほどありふれた症状なのに、医療技術は進歩しているはずなのに、患者は減るどころか増える一方なのです。全国どこへ行ってもひざ痛に悩む人たちが、連日、整形外科に行列を作っています。

なぜこれほどまでに、ひざ痛に悩まされ続ける人が多いのでしょうか。なぜひざ痛は、これほどまでに治りにくいのでしょうか。

理由の1つとして、私は、そこにはある「誤解」が隠れているのではないかと考えています。

みなさんはひざ痛を訴えて病院に行き、レントゲン等の画像をもとに診断がつけられているかと思います。場合によっては痛いひざを触らずに診断をする医師もいるかもしれません。

しかし、画像に現れる骨や軟骨の異常と、痛みが無関係であることは非常に多いのです。もし、画像の異常と痛みとが無関係な場合、お門違いの治療やケアが、ひざ痛の治りを妨げていると考えられるのです。

ひざ痛は「どの組織が痛いのか」「どの原因によって生じているのか」によって、治し方はまるで違います。初めから原因を明確にして、その原因に対応した治療やケアが行われていれば、痛みをスムーズに取り除けることが多いのです。痛みが慢性化して医療難民化する患者さんを、かなり減らすことができると思えてなりません。

みなさんも一度、自分自身に問い直してみてください。

「一番痛いところは、診断された部位と一致しているのか？」

「説明を受けた原因と、自分のひざ痛は関連があるのか？」

この質問に対して「違う」と感じるようなら、見当違いな治療を続けられているのかもしれません。

痛みの原因となる組織を見つけることが最優先

あなたの悩みであるひざ痛を良くするために、はじめに行うべきことは、良い治療を受けることではありません。**その前の段階である「痛みの組織と原因を見つける」ことから始めなければならない**のです。

つまり、痛みの真犯人を見つけることこそが、あなたのひざ痛を良くするはじめの１歩だと私は考えています。

私の30年の経験から言うと、痛みが出始めて１カ月程度以内であれば、薬を飲んだり、温めたり、電気をかけたりするお決まりコースの治療で痛みが取れてしまう事はよくあります。しかし、こうした治療で良くなってしまう人は、おそらく何もしなくても良くなったと思います。みなさんも、一時的に痛かったけど、しばらく様子を見ていたら良くなってしまう経験がありますよね。

しかし、1年間ひざ痛で困っているといった人が、このような治療で次の月には良くなりましたと言うことはまずないでしょう。少なくとも、私はほとんどお目にかかったことがありません。

だからこそ、あなたが長きにわたりひざ痛で悩んでいるなら、まずは痛みの真犯人を見つけることから始めなければなりません。

この本では、その真犯人を見つけるために、あなたのひざ痛を起こしている組織と原因を自分でチェックする方法を紹介しています。もちろん病院の精密検査でないとわからないものもたくさんありますが、少なくとも自分で見つけられるものは多くあるのです。

第2章のセルフチェック方法を参考にして、ひざ痛の原因を探ってみてください。

02

レントゲンに痛みは写らない！

画像検査での「異常」は痛みに直結しない

「ひざ痛」を訴えて整形外科を受診すると、医師はまず、レントゲン検査を行います。さらに精密検査で、ＭＲＩ（磁気共鳴断層撮影）やＣＴ（コンピュータ断層撮影）を撮ることもあります。

これらの画像検査でひざになんらかの異常が認められると、それが痛みの原因だろうということになり、「変形性膝関節症《へんけいせいひざかんせつしょう》」などと診断されて治療が始まります。主に薬物療法や物理療法などが試みられます。

こうした治療で治ればいいのですが、実際には思うように改善せず、痛みの慢性化を許してしまう場合が多いことは、みなさんも身をもって感じていることでしょう。

ここで注意したいのは、検査画像にひざの異常が映し出されたからといって、それが本当に痛みの原因かどうかは誰にもわからないということです。ひざの異常という「点」と痛みという「点」を単に結びつけているに過ぎないのです。だから**画像だけで診断されたのであれば、痛みの組織や原因が明確になることは極めて少ない**と私は感じています。

さらに言うと、中高年のレントゲン画像は異常だらけです。加齢という誰も免れることのできない現実があります。決まって軟骨はすり減っているものです。しかし、その異常が痛みを発生させているとは限りません。

以前、私の元にこのような患者さんが来られました。

患者さんは、50歳の男性です。ずっと痛みなどはなかったのですが、1カ月ほど前からひざが痛むようになり、整形外科を受診しました。MRIを撮ったところ、軽度の変形性膝関節症があり、さらに半月板《はんげつばん》の部分損傷の異常が見られ、半月板損傷という診断が下りました。

その後、医師からの指示は「安静にしながら、薬を飲んでもらいます。それからヒアルロン酸の注射やリハビリもやっていきましょう」というもの。一般的な保存療法ですね。しかし、それでも痛みが改善されなかったため、近いうちに半月板の切除か縫合の手術をすることを勧められたといいます。

もしかすると、「私も同じような診断と治療を受けた」という方もいらっしゃるかもしれません。それほど、これはどこにでもありうる診療所の風景といえます。

しかし、この展開が正しいとは私には思えません。

なぜならこの時点では、痛みの原因は「損傷のある半月板かもしれないし、半月板ではないかもしれない」からです。

無作為に抽出された約1000人のMRIを撮ると、50代男性の32%、女性の19%に、70~90代の人では男性の56%、女性の51%に半月板損傷があったという研究データがあります（＊1）。

つまり、痛みがあろうとなかろうと、多くの人は半月板に何らかの異常があるということがわかります。

(*1)Martin Englund, M.D., et al.: Incidental Meniscal Findings on Knee MRI in Middle-Aged and Elderly Persons.N Engl J Med. 11; 359(11): 1108–1115, 2008.

脊柱管狭窄症の画像と臨床症状の関連性

50歳以上（平均66・9歳）のヒト938例を無作為にMRI検査

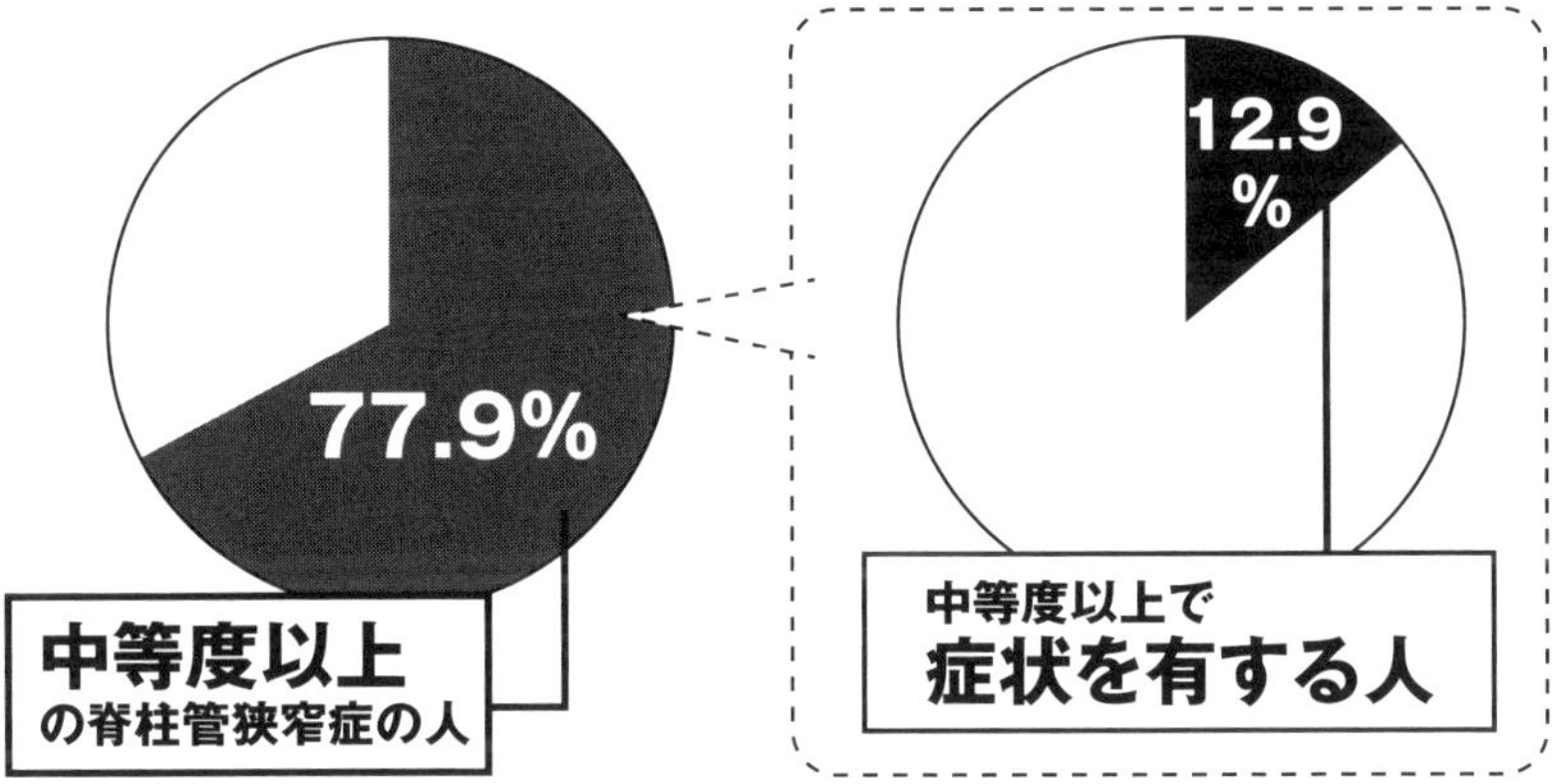
77.9%
中等度以上
の脊柱管狭窄症の人
12.9
%
中等度以上で
症状を有する人

さらに、もう一歩踏み込んだ研究データもあります。

和歌山県立医科大学が２０１３年に「一般住民における腰《よう》部《ぶ》脊《せき》柱《ちゅう》管《かん》狭《きょう》窄《さく》症《しょう》の画像と臨床症状の関連性」の調査研究を行い、次のように報告しました。

「50歳以上（平均66・９歳）のヒト９３８例を無作為にＭＲＩ検査したところ、77・９％の人に中等度以上の脊柱管狭窄があった。そのうち、症状を有していたのは12・９％だった」（＊２）

脊柱管狭窄症は腰痛における症状ですが、ひざ痛と同様に高齢者に多い症状であり、画像診断の現実を示す大変興味深い報告です。中等度以上の脊柱管狭窄が約８割もの人に見つかったのないのではに対し、症状を有していたのはわずか1割強と聞いて、驚いた人は多いのではないでしょうか。

さらに、それだけではありません。この12・9％のうち、本当に脊柱管狭窄症で症状を出しているのはもっと少ないと考えるのが妥当だと考えられます。

例えば、脊柱菅狭窄症と診断された方で、みなさんがよく聞く「腰痛と下肢《かし》痛」を訴える方が来院されたとします。しかし、私が日頃行っている「原因部位発見メソッド」によって腰痛と下肢症状は「筋・筋膜性（筋筋膜性疼痛症候群）」であることが判明し、その後のセルフケアで症状が改善してくるということは珍しくありません。

つまり脊柱管狭窄症＝現在の症状とは言えないのです。

もちろん脊柱管狭窄があって、症状がそれによって出ている人もいると思います。しかし、その比率はそれほど多くないということが今回の報告からもわかるのではないでしょうか。

さらに言うと、私の臨床感覚からすれば本当に症状を出している人は12・9％よりももっと少ないと感じています。

事実、私のところには「腰部脊柱管狭窄症」と診断された方が多く来院されますが、腰を触らなくとも症状が緩解《かんかい》するということは決して珍しくありません。

こうしたことから、ひざの場合でも腰の場合でも、画像に異常が写っても、それがあなたの痛みの真の原因かどうかはわからないのです。慢性的な痛みに悩む人にとって、このことは常に念頭においてほしいと思っています。


(*2)Ishimoto Y.,et al. : Associations between radiographic lumbar spinal stenosis and clinical symptoms in the general population: the Wakayama Spine Study. Osteoarthritis Cartilage. Jun;21(6):783-8. 2013.

動作テストも痛みの原因を見つけるのは難しい

画像診断の次なる手段として行われているのが、動作テスト（整形外科テスト）です。あおむけに寝て、ひざを伸ばしたり、ねじったりするテストのことです。この動作テストで痛みが出ると、多くの場合は「半月板損傷《はんげつばんそんしょう》」や「靱帯損傷《じんたいそんしょう》」などの診断が下されます。

しかし、このテストで痛みが出たからといって、痛みの組織と原因がわかるかというと、そうではありません。

なぜなら、これらの動作テストは**複数の組織に負荷を加えているので、痛みを引き起こしている組織がどれかは断定できない**のです。例えば、ひざを外側にねじると痛みが出たとします。しかし、ひざを外側にねじると痛みを出しやすい組織はたくさんあるので、これだけでは痛みを引き起こしている組織を判断することはできませんし、また推測した組織以外のものが痛みを出していることを否定できないのです。

03

ひざ痛を引き起こすひざ下のコブ「膝蓋下脂肪体《しつがいかしぼうたい》」

ひざ軟骨に痛みを感知する神経は通っていない

ひざが痛む原因について、多くの方は「加齢や長年のひざへの負担によってひざ軟骨がすり減って、ひざ軟骨が互いに摩擦し合うから」と考えているのではないでしょうか。患者さんのみならず、医療関係者の中にもこのように考えている人が少なくありません。

痛みとは、痛みを感じる神経があり、その神経が刺激されることで初めて生じます。しかし、**ひざ軟骨には痛みを感知する神経が通っていないのです**。先ほどの定義と合いませんね。痛みを感知する神経がないのであれば、ひざ軟骨が摩擦し合っても痛みが生じることはないはずです。

では、何が痛みを引き起こしているのでしょうか？

発痛コブ「膝蓋下脂肪体」という存在

ひざの痛みの原因で特に多いのが、ひざ小僧（膝蓋下）の下にある**「膝蓋下脂肪体」**という組織です。あまり聞きなじみがないかもしれませんね。

ひざを伸ばした状態で、ひざのお皿の少し下に注目してみてください。少し膨らんでいる場所がありますよね。そしてその膨らみは、ひざを曲げるとひざに吸収されるかのように消えていくはずです。その膨らみこそが、膝蓋下脂肪体です。

ひざ軟骨には神経が通っていませんが、膝蓋下脂肪体には非常に多くの神経が通っています。ひざ痛を引き起こす原因はもちろん複数ありますが、**膝蓋下脂肪体が原因となるひざ痛が最も多い**のです。

膝蓋下脂肪体がひざの中でどう働いているのか、もう少し説明します。

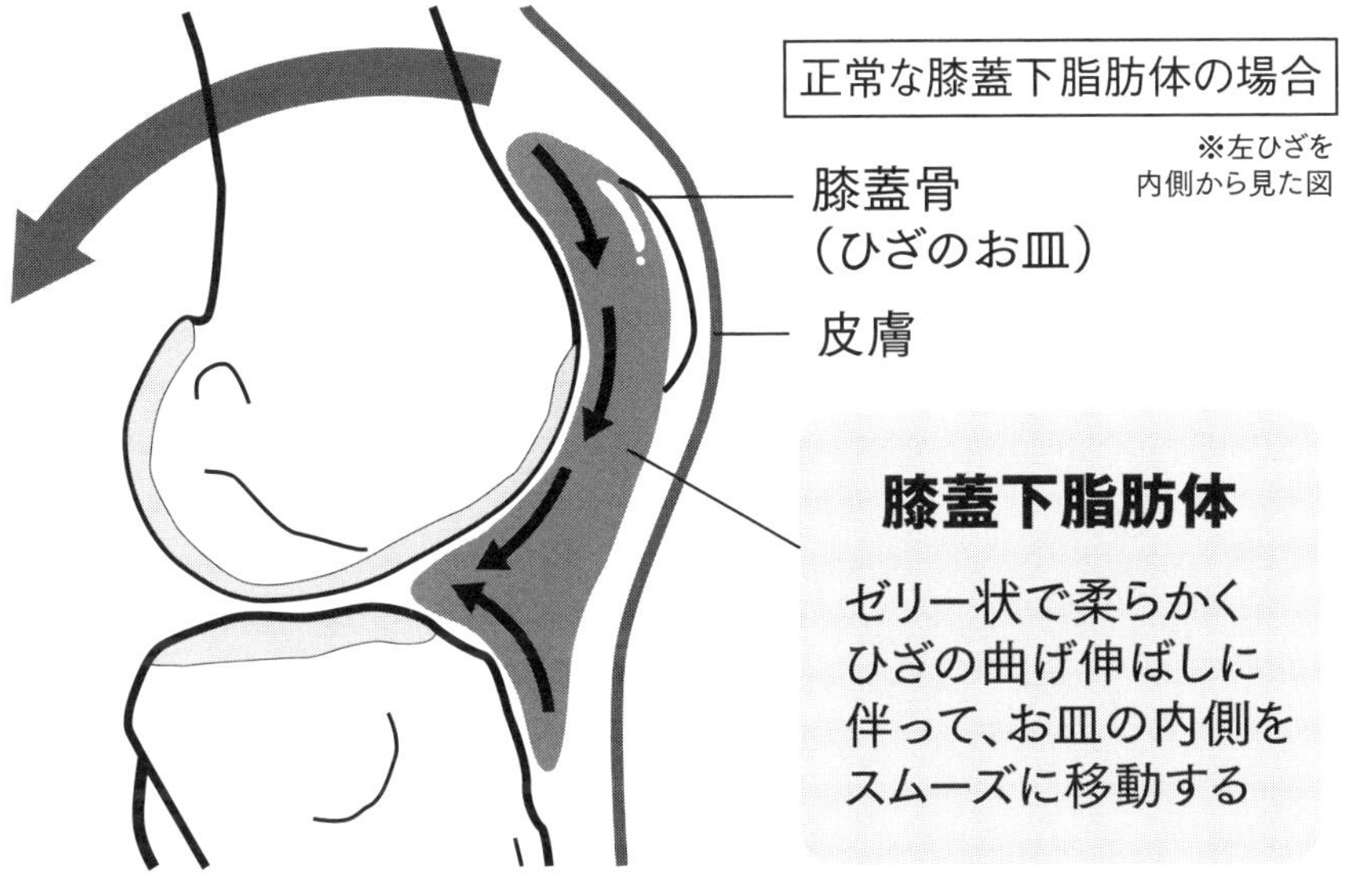
正常な膝蓋下脂肪体の場合
※左ひざを
内側から見た図
膝蓋骨
（ひざのお皿）
皮膚
膝蓋下脂肪体
ゼリー状で柔らかく
ひざの曲げ伸ばしに
伴って、お皿の内側を
スムーズに移動する

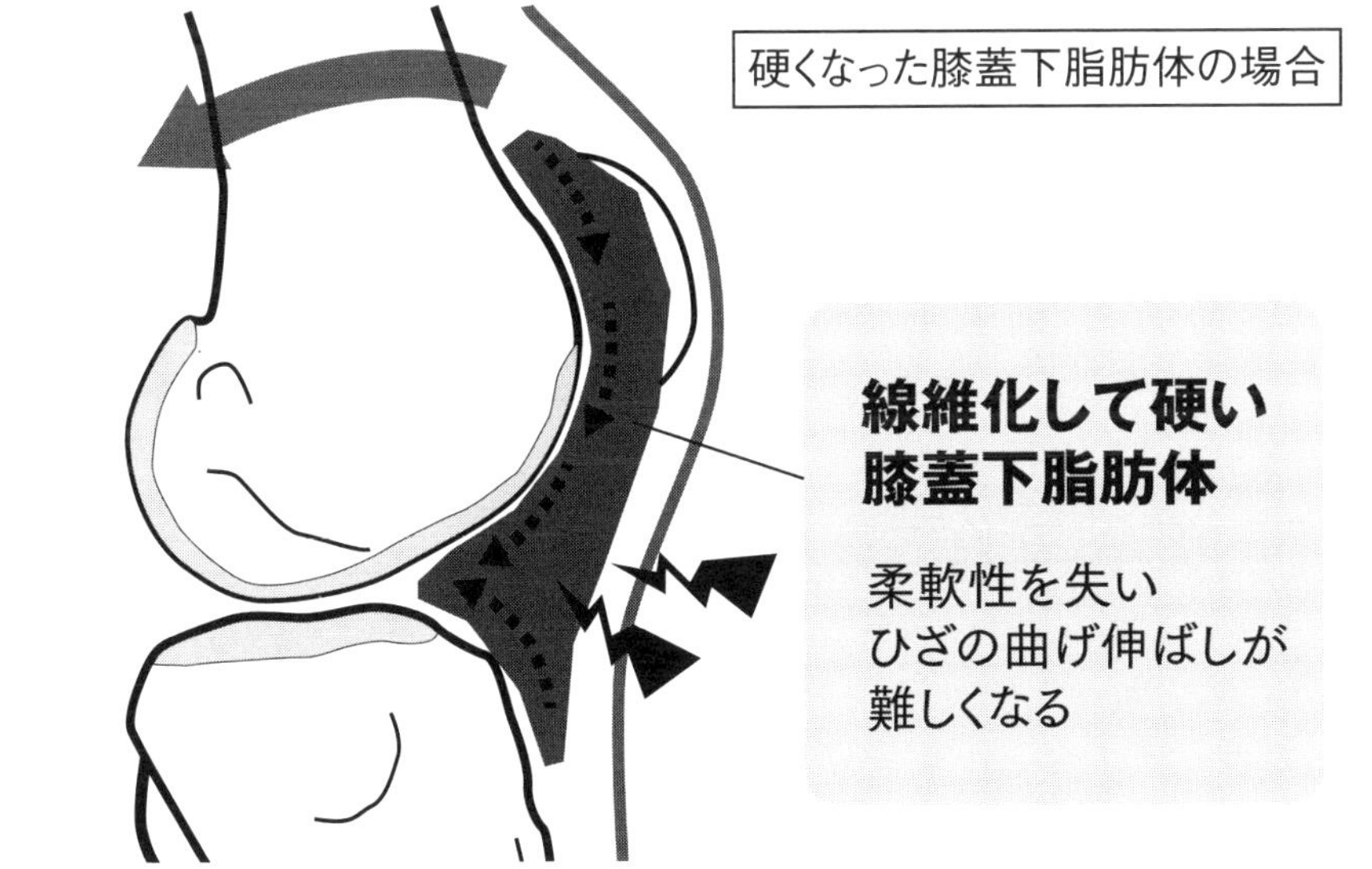
硬くなった膝蓋下脂肪体の場合
線維化して硬い
膝蓋下脂肪体
柔軟性を失い
ひざの曲げ伸ばしが
難しくなる

ひざ痛がない健康な人の場合、膝蓋下脂肪体はぷにぷにと柔らかく、ひざを曲げ伸ばしするたびに膝蓋骨（ひざのお皿）の内側を上に下に、内に外にと大きく移動しています。簡単に言うと、ひざの曲げ伸ばしをスムーズにするための潤滑油であり、ひざにかかる負荷を和らげるクッションのような役割をはたしている組織です。

では、ひざ痛がある人の膝蓋下脂肪体はどうなっているでしょうか。

一言でいうと、**「線維化して硬いコブ状」になっています**。流動性がなく、膨張して大きくなり、硬くなっています。簡単に形を変えることが難しくなるのでひざの動きもぎこちなくなってしまうことが容易に想像できるでしょう。

さらに、変形性膝関節症の患者さんのひざ関節は変形して膝蓋骨がかなり外側にねじれて（外旋）いることが多いのですが、関節がねじれるほど膝蓋下脂肪体が移動する隙間が狭くなります。硬く線維化した膝蓋下脂肪体が、狭くなったひざ関節内の隙間を無理やり通っていくわけです。想像するだけでも痛そうですね。

線維化したコブによって、ひざが伸びなくなるという症状も現れます。立った姿勢でひざが伸びきらず曲がっていると、腰も曲がり猫背になり、いわゆる「お年寄りの姿勢」になってしまいます。

膝蓋下脂肪体が線維化してしまう原因はもちろん**加齢**もありますが、他にも**過度の運動、反対に運動不足、関節への摩擦負荷**が挙げられます。これにより微細な出血が生じ、繰り返されるうちに膨張して柔軟性が失われていくのです。

膝蓋下脂肪体が原因となっている場合の痛みの特徴

これまでに延べ３万人の患者さんを診てきましたが、膝蓋下脂肪体がひざ痛の原因となっている患者さんには、ある共通点があります。

まず、「ひざのどこが痛いですか？」と聞いたときに、多くの方が**ひざのお皿の下方内側、または下方外側**を指します。続いて診察台にあがってもらい、ひざを伸ばした状態でひざのお皿の下の部分を軽く圧迫します。すると、患者さんはみなさん「痛いです」と顔をしかめられます。

次にひざを60度くらいに曲げた状態で同じようにひざのお皿の下の部分を圧

迫しますが、これに対しては「痛くありません」と答えられます。

ひざを伸ばしたときは痛い、曲げたときは痛くない。つまり、**ひざを伸ばしたときにのみ現れる膝蓋下脂肪体が痛みの原因である、**と考えられるわけです。

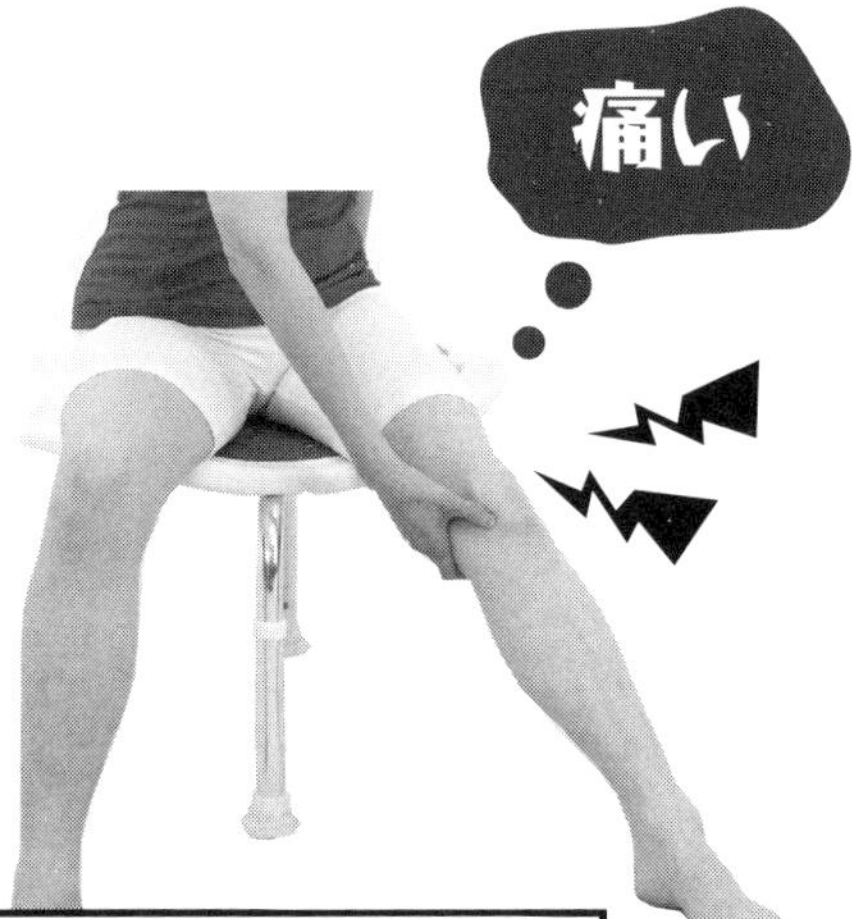

伸ばしたとき

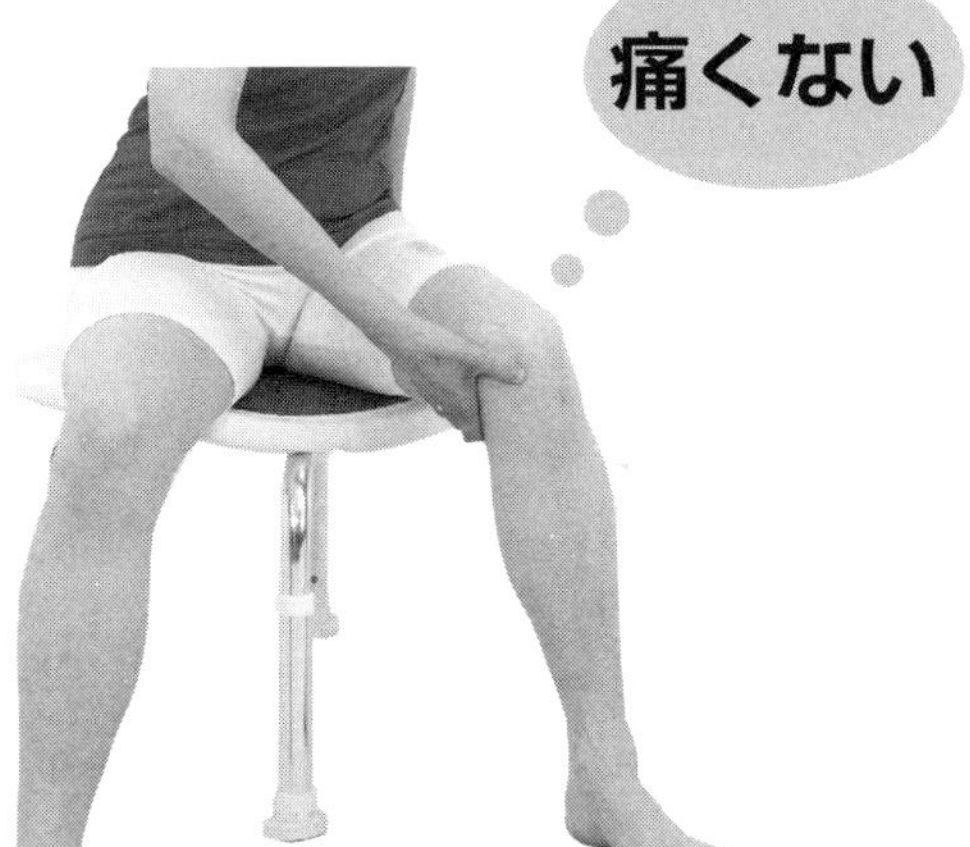

曲げたとき

04

日本人に最も多い変形性膝関節症の正体

特定の組織の症状を示す病名ではない

膝蓋下脂肪体がひざ痛の原因として最も多い、とこれまで述べてきました。しかし、読者の方の中には疑問に思う方もいらっしゃるかもしれません。「ひざ痛の原因として最も多いのは、変形性膝関節症ではないのですか?」と。

変形性膝関節症の患者数は２４００万人を超えるとされ、年齢と共に患者数は増加します。80歳以上の女性の９割が変形性膝関節症であるというデータもあり、ほとんどの人がこのような診断を受けています。

ところが、「変形性膝関節症」とは痛みの組織を示す病名ではありません。あくまでもレントゲンやエコー検査画像に写る**軟骨や骨の変形を表しているに**

過ぎず、「あなたのひざは変形していますよ」とお知らせする病名なのです。

だから、診察でこの病名を付けられただけでは、実際にどの組織が痛みを感知しているかを示してはいないのです。

つまり、変形している骨や軟骨、ひざ関節そのものが痛いのではなく、変形によって押されたり伸びたりしている組織があって、その組織が痛みを発しているということです。

では、痛みを発している組織とはどこなのか。それが次の4つです。

①膝蓋下脂肪体
②半膜様筋《はんまくようきん》（ひざの内側）
③ひざ内側の関節包《かんせつほう》（ひざ関節の内部）
④膝窩脂肪体《しつかしぼうたい》（ひざの裏側）

どれも耳なじみがないことと思いますが、いずれもひざ関節の周辺にある筋肉や組織の名称です。図で位置を確認すると、ご自身の痛みの場所と一致するという人も多いのではないでしょうか。

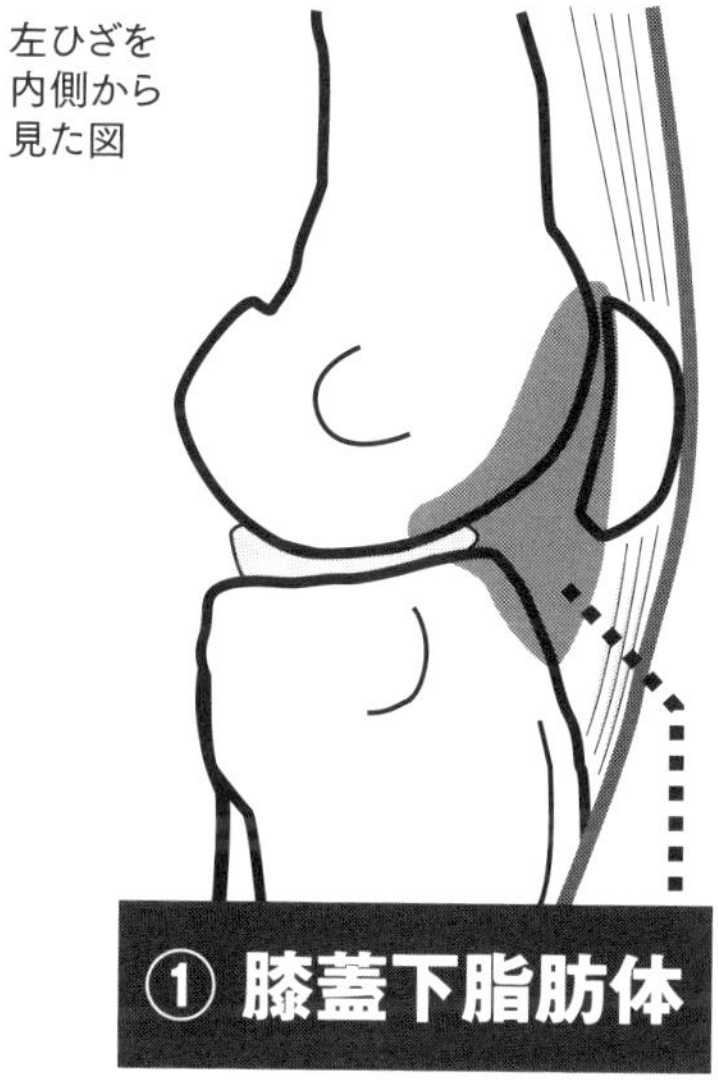
左ひざを
内側から
見た図
① 膝蓋下脂肪体

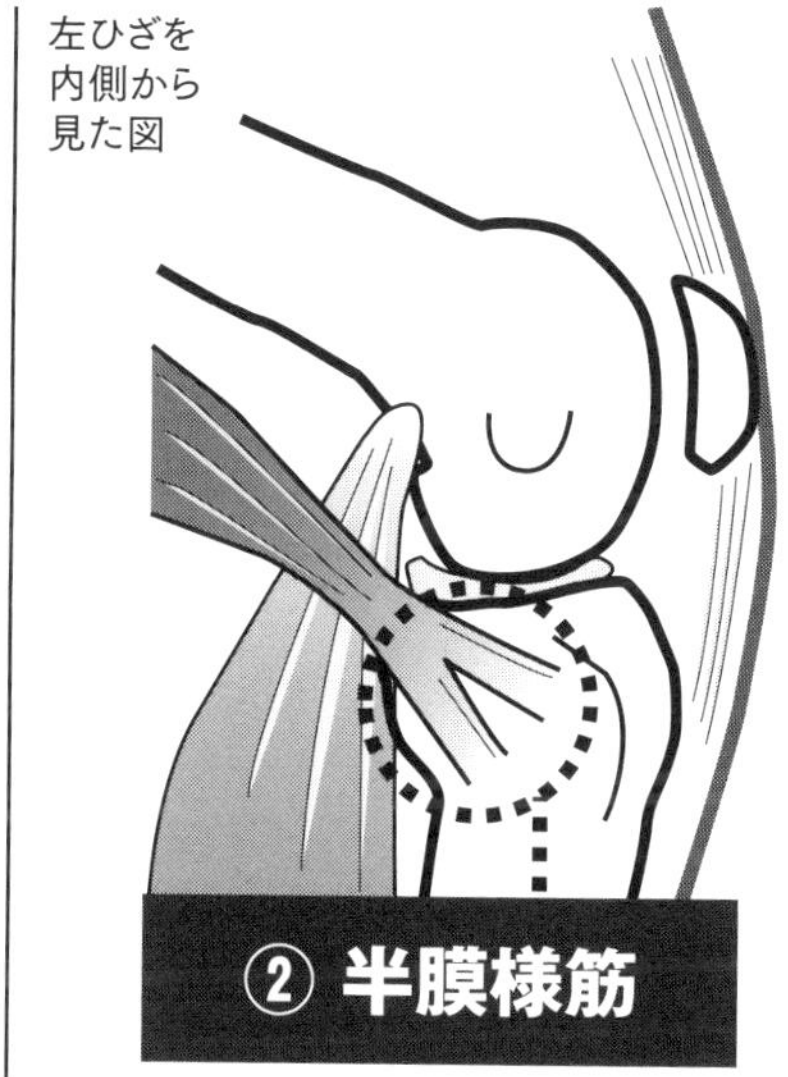
左ひざを
内側から
見た図
② 半膜様筋

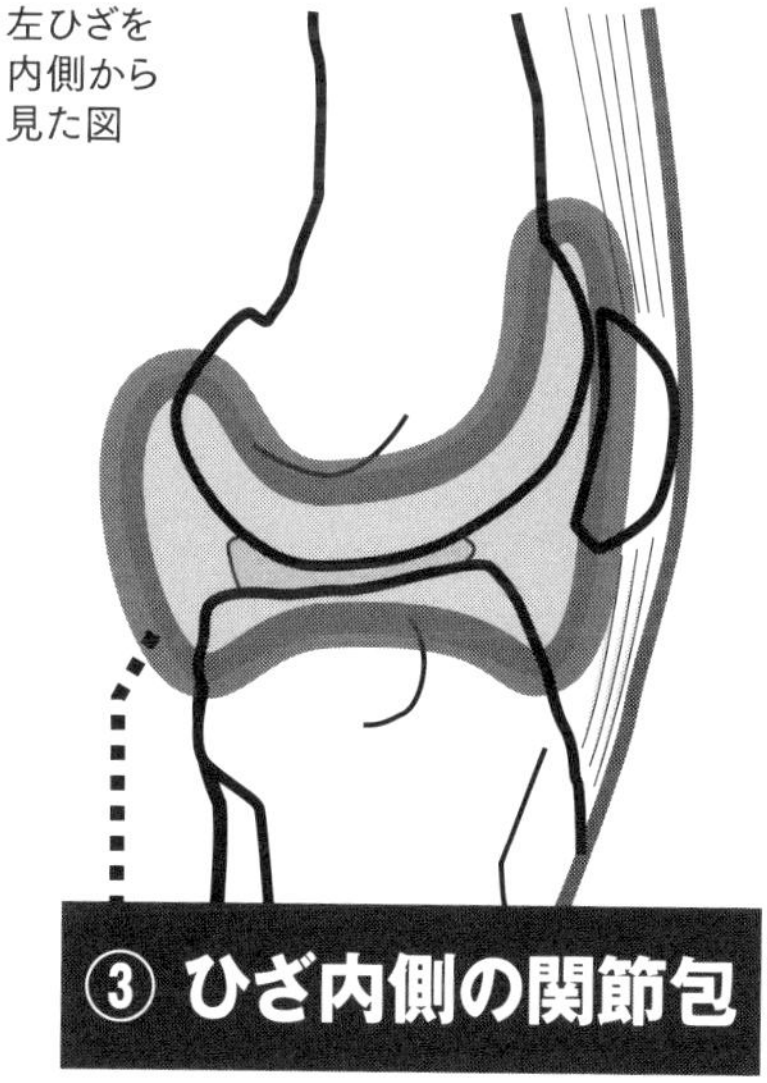
左ひざを
内側から
見た図
③ ひざ内側の関節包

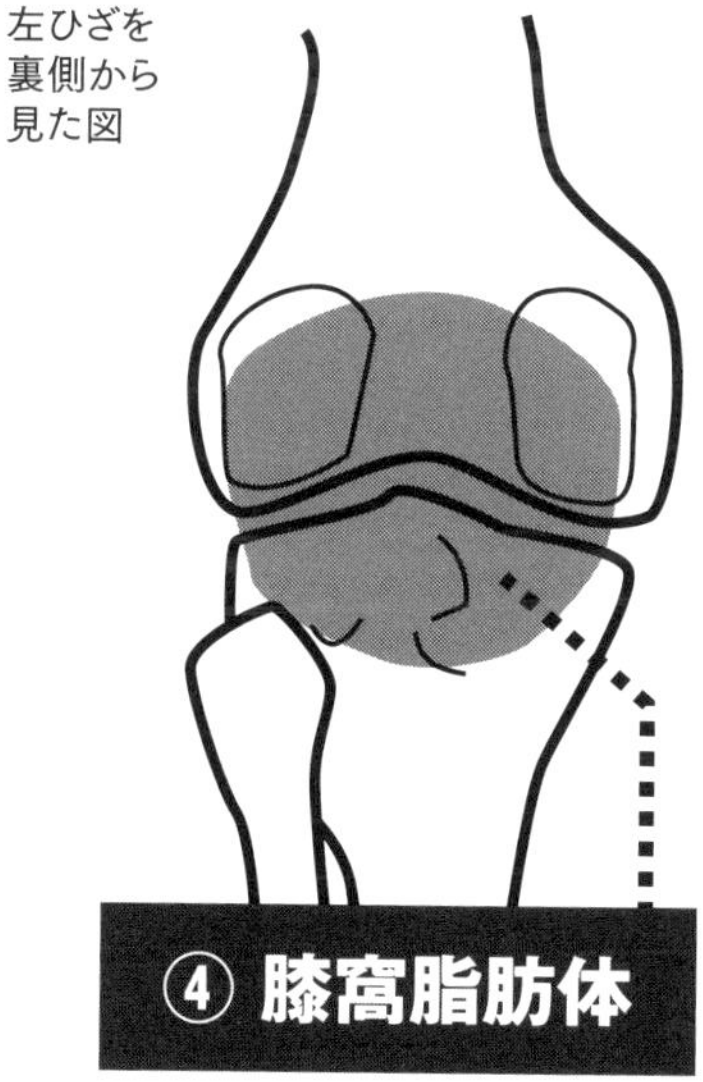
左ひざを
裏側から
見た図
④ 膝窩脂肪体

痛みの真の原因が見つかる「原因部位発見メソッド」

ここまでひざ痛を引き起こす原因となる組織についてお伝えしてきました。

「それはわかったけど、じゃあどうすればいいの？」

「私のひざ痛の原因は４つのうちどれなの？」

「どうしたらひざ痛が良くなるの？」

当然、この疑問が湧きますよね。その答えをお伝えしていきます。


私が患者さんに運動指導をする際にいつも行っているのが、「画像検査」「動作テスト」に続く**第3の評価法「原因部位発見メソッド」**です。

どの組織が痛みを感知しているのかを丹念に触りながら調べていき、疑わしい部位が見つかったら、その組織を操作（ほぐしたり、伸ばしたり、動かしたり）してみます。

ポイントは、「この操作をしたときに痛みがなくなるか」です。

特定の組織を動かしたときに痛みが生じたというだけでは従来の動作テストと変わりません。私の原因部位発見メソッドは、**そこからさらに原因と思われる場所を操作して、痛みが消失したり、明確に和らぐか、という点を見ます。**

こうすると痛みが出るというテストに加えて、そこを操作したら痛みが和らいだ。この一連の操作があって初めて、その部位（組織）こそが痛みを拾っている本当の原因部位であることがわかるのです。こうして見つかった痛みの原因部位が、画像検査や動作テストの結果と一致しないことは決して珍しくありません。

この方法は患者さん自身が痛みの確かな変化をその場で感じ取れるため、「なるほど、ここが痛みの原因だったんだ」「ようやく本当の原因がわかりました」とみなさん実感を持って納得されます。**原因部位を操作して痛みが和らげば、その後に痛みが戻ったとしても、痛みの組織と原因を把握したうえで治療を進めることができます。**

原因部位さえわかれば話は早いです。そこをほぐしたり動かしたりする治し方を覚え、毎日実践するだけです。たったそれだけで、ずっと悩んできた慢性のひざ痛があっけなく軽減することを多くの人が実感しています。

では、次の章で４つの原因部位発見メソッドを説明していきたいと思います。

症例 1

「正座ができました！」

1年ほど前のある日、ランニング中に左ひざがよれたと思うと同時に、ひざに激痛が走りました。

あわてて整形外科を受診すると「半月板損傷」との診断が下りました。安静にして湿布を貼り、リハビリを続けましょうという指示を守り治療を続けましたが、ひざ痛が一向に改善する気配はありません。それどころかひざが腫れていくようで、医師に相談しても「半月板の腫れですが、アスリートならまだしも一般の方は手術をせず、この治療を続ける方がいいですよ」との返答。一生この痛みと付き合わなくてはならないのかと暗い気持ちになりました。

そんなときに園部先生を紹介していただきました。エコー検査と問診・触診の結果、「ひざ痛の原因は半月板の損傷ではなく、膝蓋下脂肪体の腫れによるものです。リハビリで治りますよ」との見立てでした。手術すら覚悟していた私には信じられない気持ちでした。しかし、その場で行ったリハビリで痛みが消えたことが何よりの根拠です。

その後も2カ月に1度は園部先生の元でのリハビリを継続し、今では歩くこと、泳ぐことも難なく行えます。何より趣味のお茶会で正座もきちんとでき、とても嬉しく思っています。（Mさん・女性57歳）

第2章

あなたのひざ痛はどこから？
セルフチェック

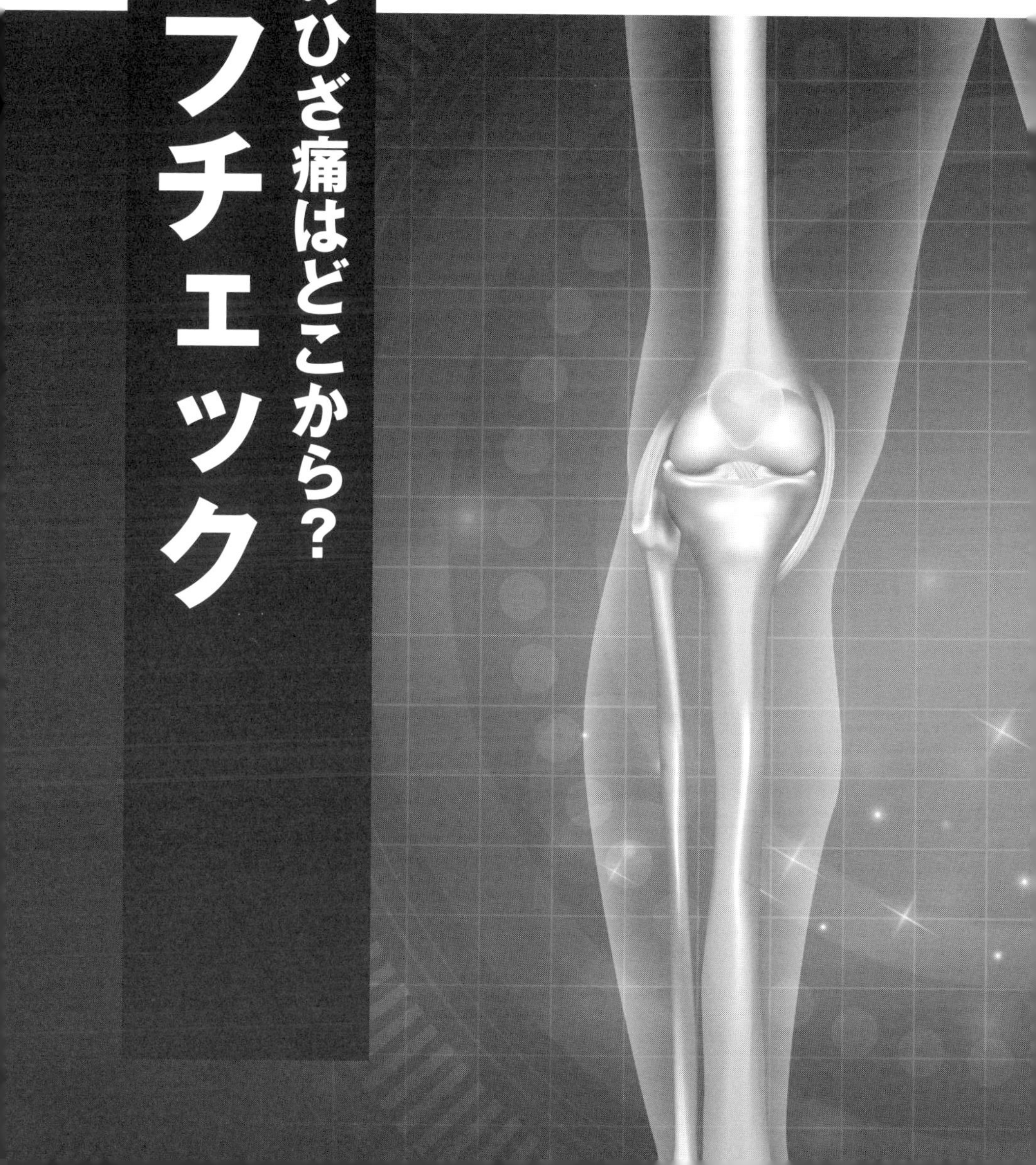

01

痛みを自分で探すためのセルフチェック法

第1章で、ひざ痛を引き起こす原因についてご説明しました。

簡単にもう一度まとめると、「変形性膝関節症」というひざ関節の変形によってひざ周辺の組織が影響を受けて痛みが生じます。

その組織とは、次の4つです。

①膝蓋下脂肪体《しつがいかしぼうたい》
②半膜様筋《はんまくようきん》（ひざの内側）
③ひざ内側の関節包《かんせつほう》（ひざ関節の内部）
④膝窩脂肪体《しつかしぼうたい》（ひざの裏側）

どれか1つのみが原因となっていることもあれば、複数の組織に該当する場合もあります。

これからあなたのひざ痛を起こしている組織が何かをご自身でチェックする方法をお伝えしますが、その前に1点注意していただきたいことがあります。

中高年のひざ痛の約9割は変形性膝関節症が原因とされていますが、**それ以外が原因の場合もあります。**例えば関節リウマチ、痛風、化膿性関節炎や大腿《だいたい》骨内《こつない》顆《か》骨壊死《こつえし》といった病気の場合は投薬治療が必要になります。他にも、骨腫瘍や重度の半月板損傷、離断性骨軟骨炎など、ひざ痛には危険な病気が潜んでいることがあります。

「原因部位発見メソッド」の前に、あなたのひざ痛が深刻なものでないかのチェックを行っていただき、**1つでも該当するようでしたらすぐに医療機関を受診して、詳細な検査を行うことをお勧めいたします。**

私が提案する「原因部位発見メソッド」によって、ひざの痛みは一時的に緩和されます。痛みが緩和されない場合や、「じっとしていても痛い」場合は医師の診断を受けるようにしてください。

「原因部位発見メソッド」の前に…

次の症状があれば要注意！

- □ 痛みが激しく、安静にしていても治まらない。
- □ 腫れが強く、強い膨張感があり、
数日安静にしても改善しない。
- □ ひざが固まって動かない
（曲がらない、伸びないなど）。
- □ 体重をかけるだけで激しく痛い。
- □ ひざ全体がしびれている。
- □ ひざに熱があり、数日安静にしても改善しない。
- □ 安静にしていてもひざの痛みがだんだん強くなる。
- □ 急にひざに力が入らなくなった。

１つでも当てはまる場合はすぐに医療機関を受診して、詳細な検査を受けることをおすすめします。

当てはまるものがなければ次のページに進みます。

原因部位発見セルフチェック法⓪
【痛む場所はどこ？】

あなたが普段感じている痛みの部位は…

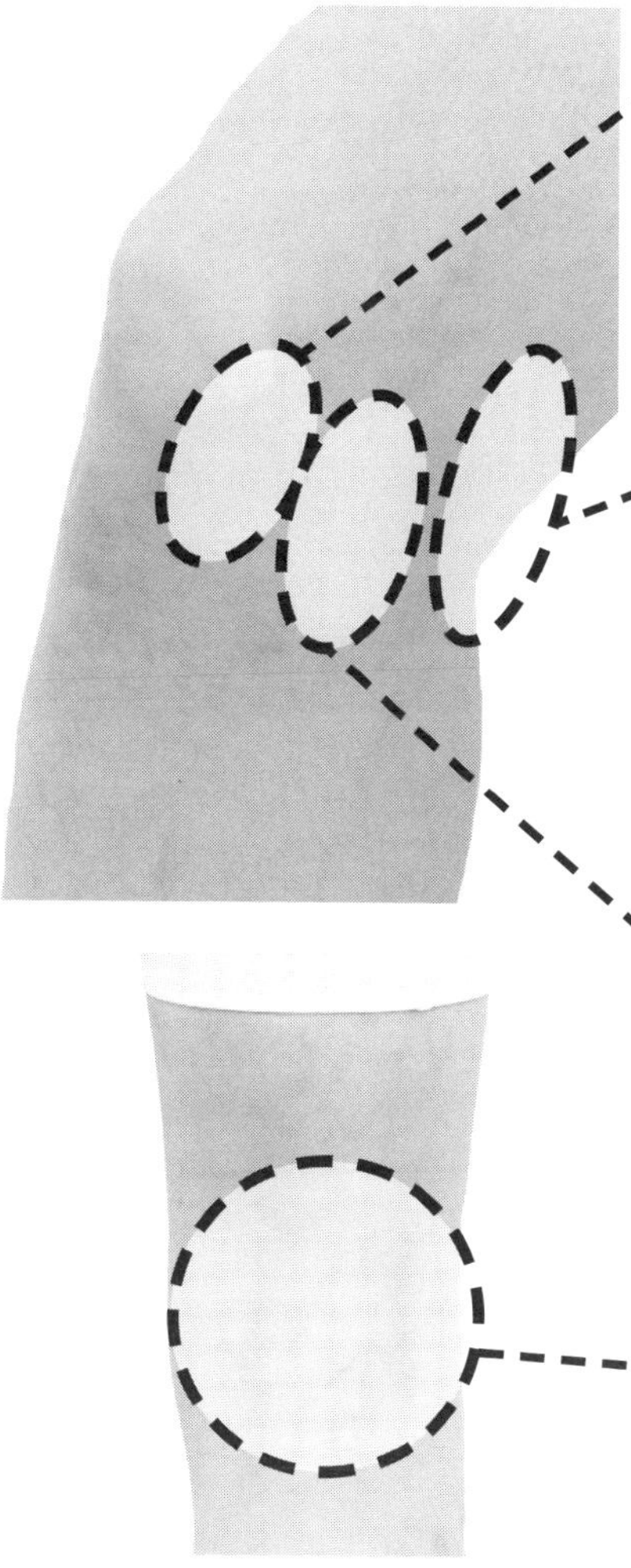

①　ひざの内側
かつ
やや前方
（お皿の内下方）
→ 38 ページへ

②　ひざの内側
かつ
やや後方
→ 40 ページへ

③　ひざの内側
かつ
中央あたり
→ 42 ページへ

④　ひざの裏側
→ 44 ページへ

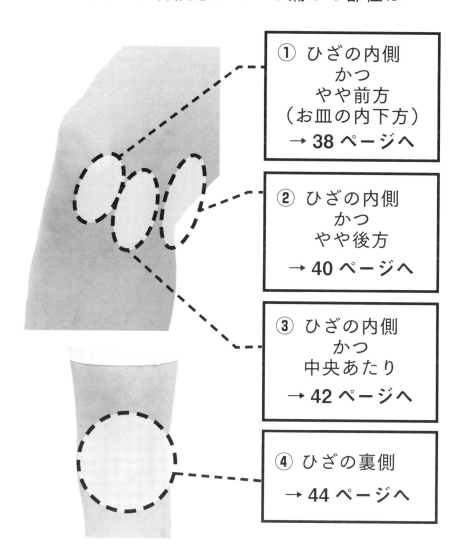

動画で確認

原因部位発見セルフチェック法①

【膝蓋下脂肪体】

チェック①

ひざを
伸ばした状態で
「発痛コブ」を押すと
痛みますか？

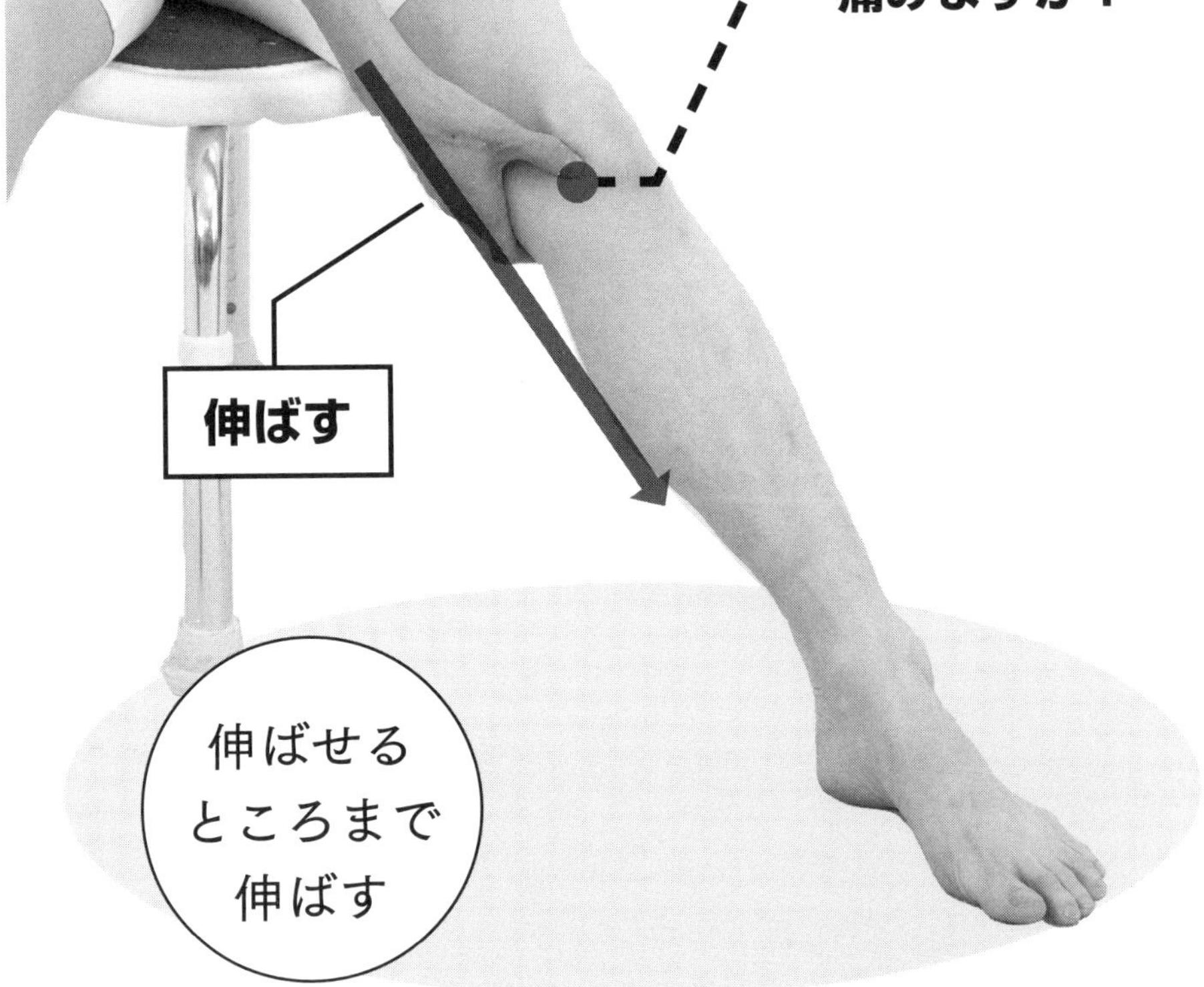

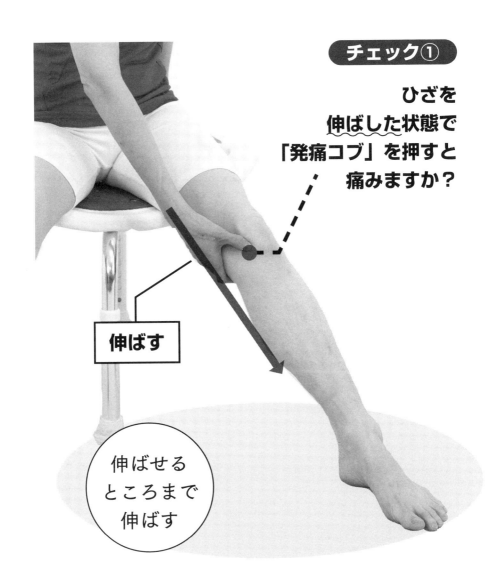

チェック②

その痛みは
ひざを曲げると
和らぎますか？
（消えますか？）

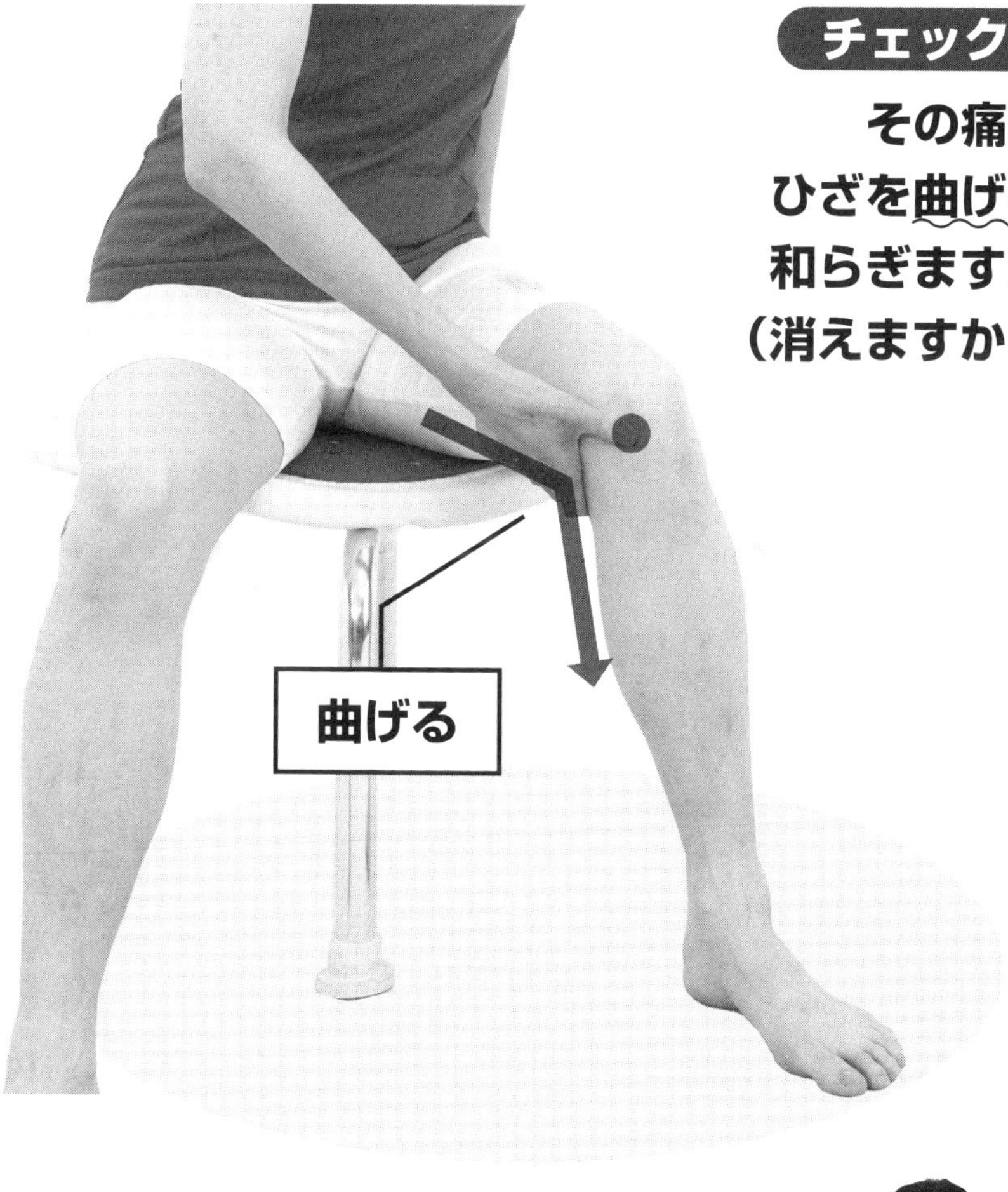

どちらも「はい」の場合、
膝蓋下脂肪体が原因の可能性大！
→50ページへ

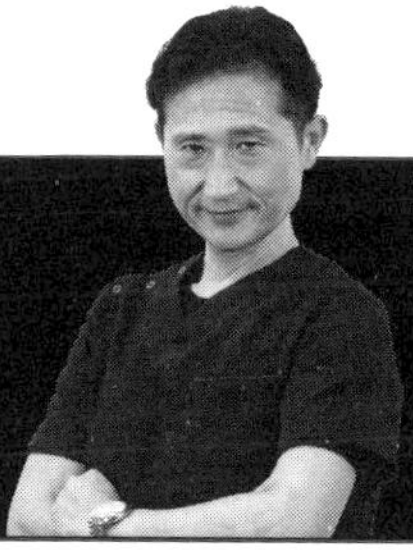

動画で確認

原因部位発見セルフチェック法②
【半膜様筋】

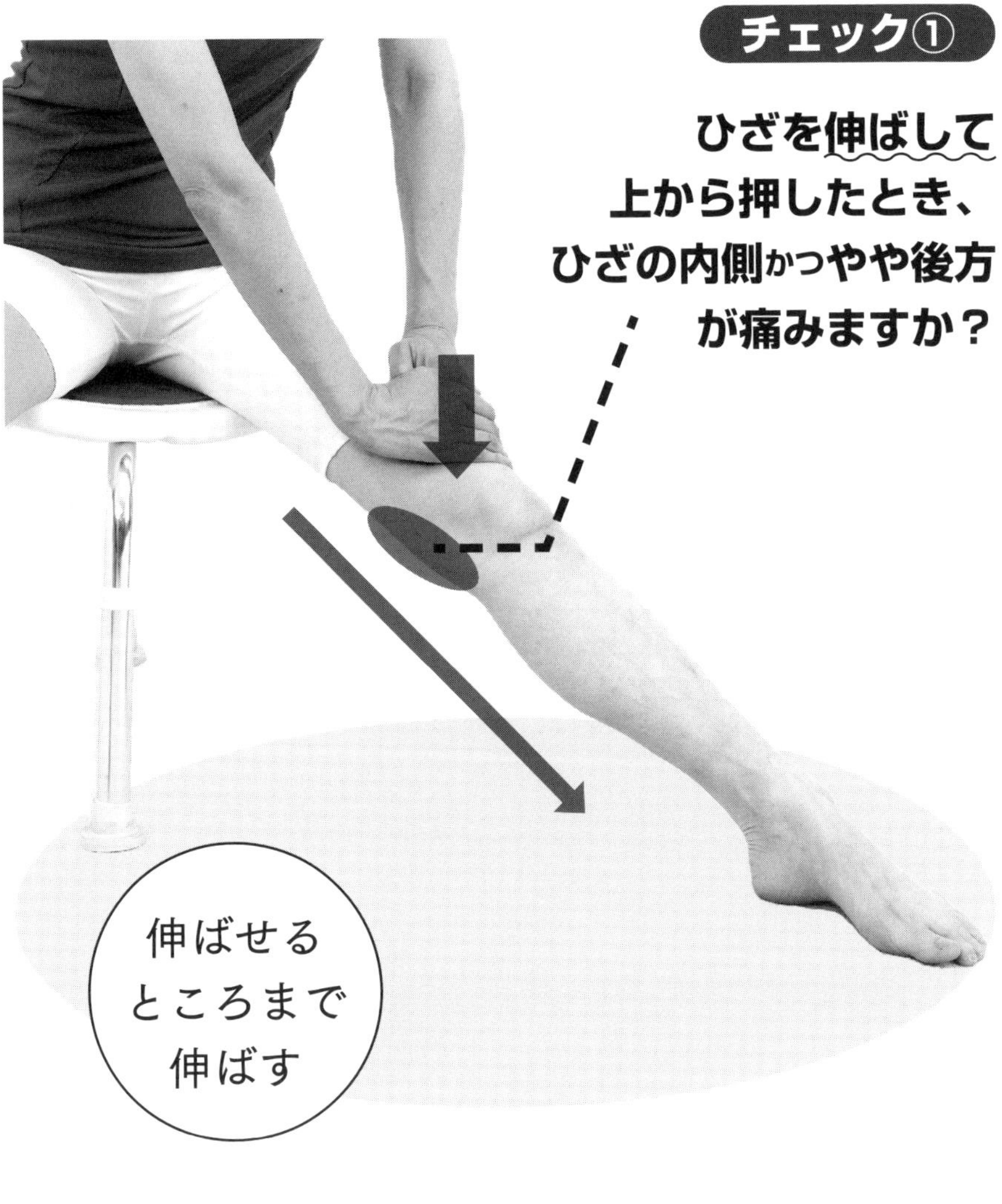
チェック①
ひざを伸ばして
上から押したとき、
ひざの内側かつやや後方
が痛みますか？
伸ばせる
ところまで
伸ばす

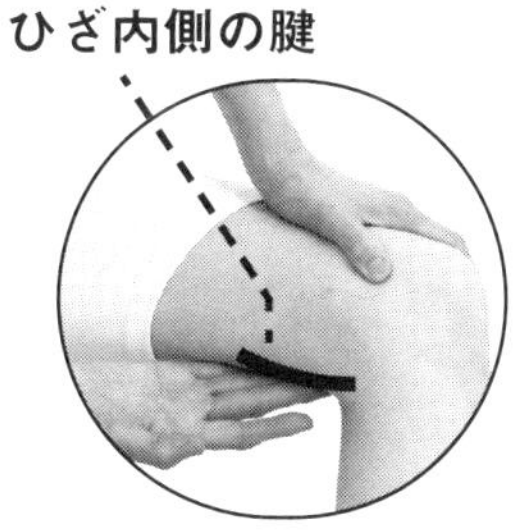

チェック②

**ひざの内側の腱をひっぱった状態で
30秒、ひざを曲げ伸ばしします**

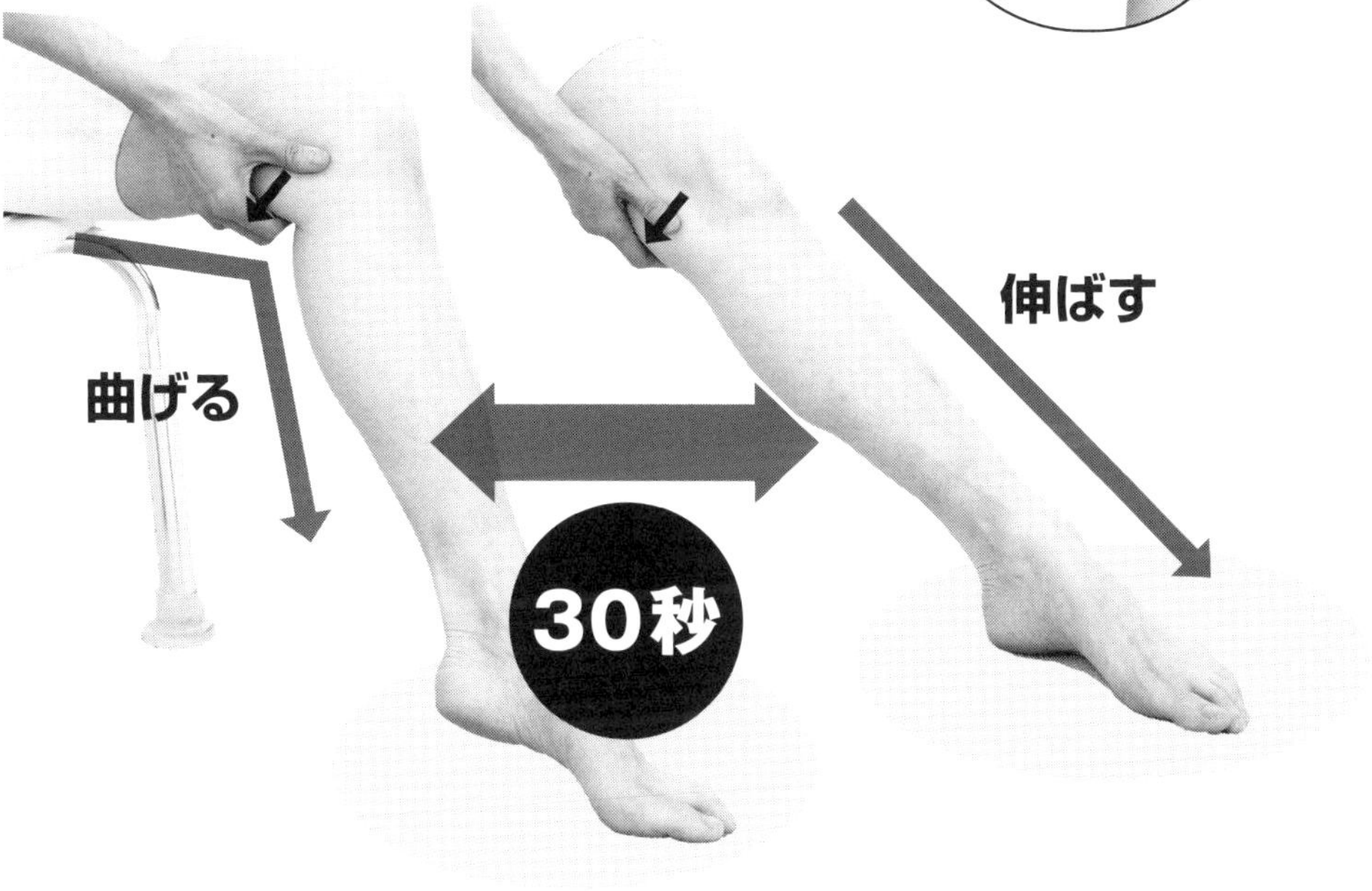

チェック③

**もう一度 チェック① をしたとき、
痛みが和らぎますか？**

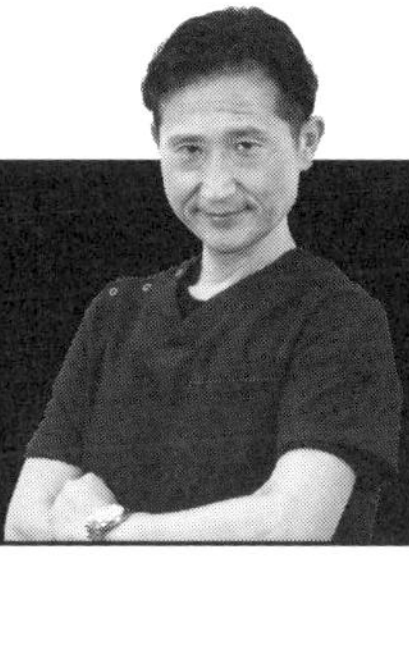

**どちらも「はい」の場合、
半膜様筋が原因の可能性大！
→ 60 ページへ**

動画で確認

原因部位発見セルフチェック法③
【ひざ内側の関節包】

チェック①

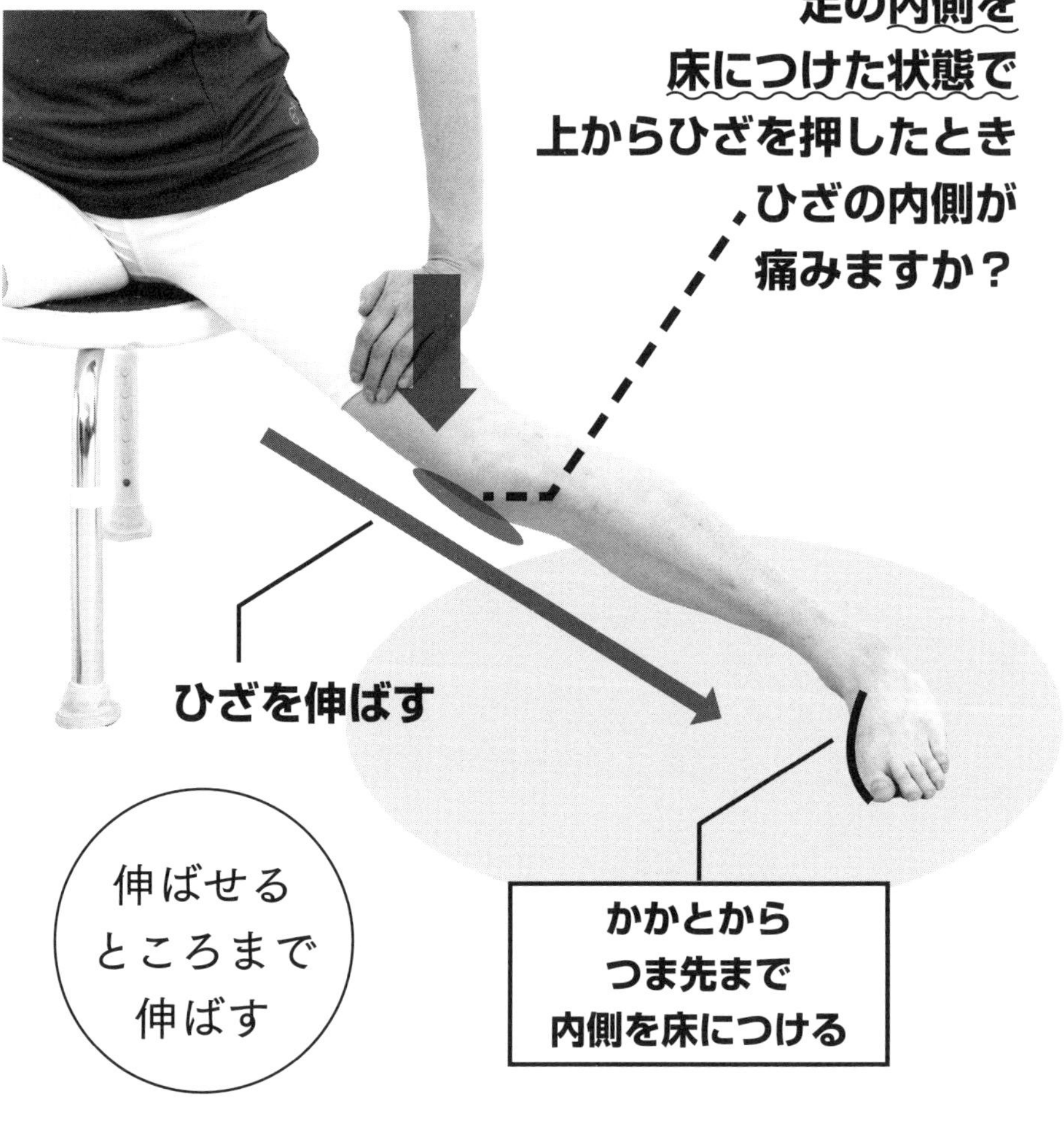
足の内側を
床につけた状態で
上からひざを押したとき
ひざの内側が
痛みますか？
ひざを伸ばす
伸ばせる
ところまで
伸ばす
かかとから
つま先まで
内側を床につける

チェック②

痛む部分を、ひざの前側に流すように30秒もむ

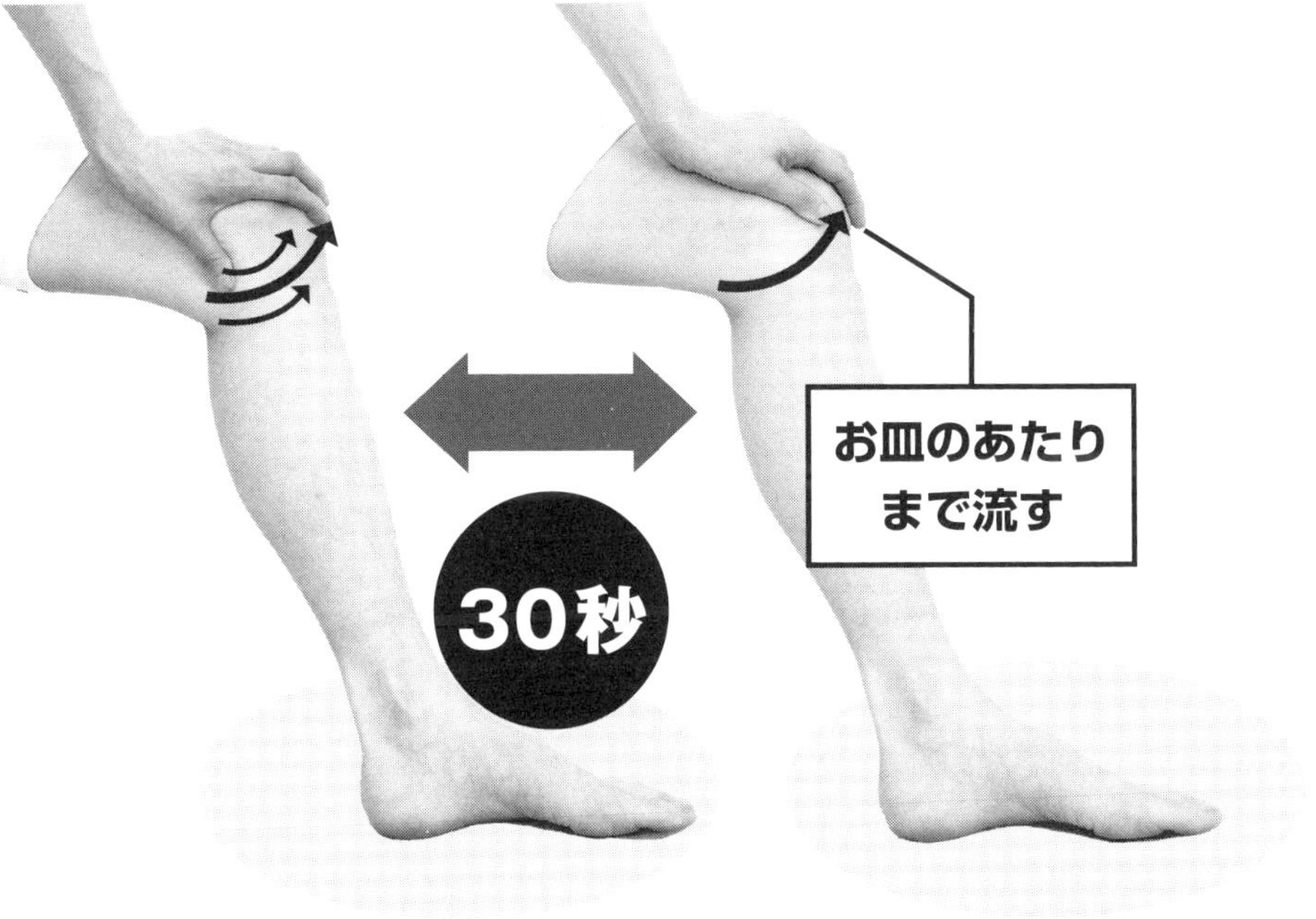

チェック③

もう一度 チェック① をしたとき、痛みが和らぎますか？

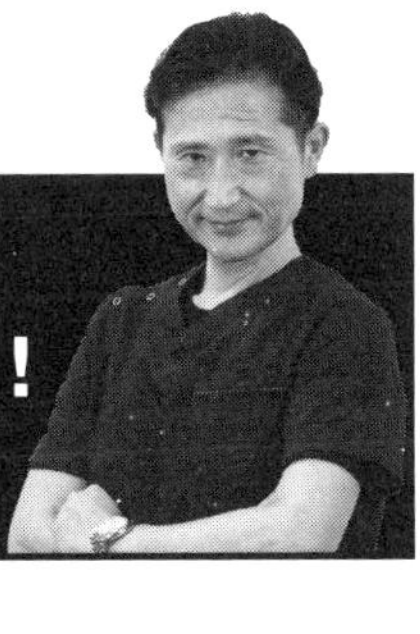

どちらも「はい」の場合、
ひざ内側の関節包が原因の可能性大！
→ 72ページへ

動画で確認

原因部位発見セルフチェック法④
【膝窩脂肪体】

チェック①

ひざを大きく曲げたり伸ばしたりするとひざの裏側が痛みますか？

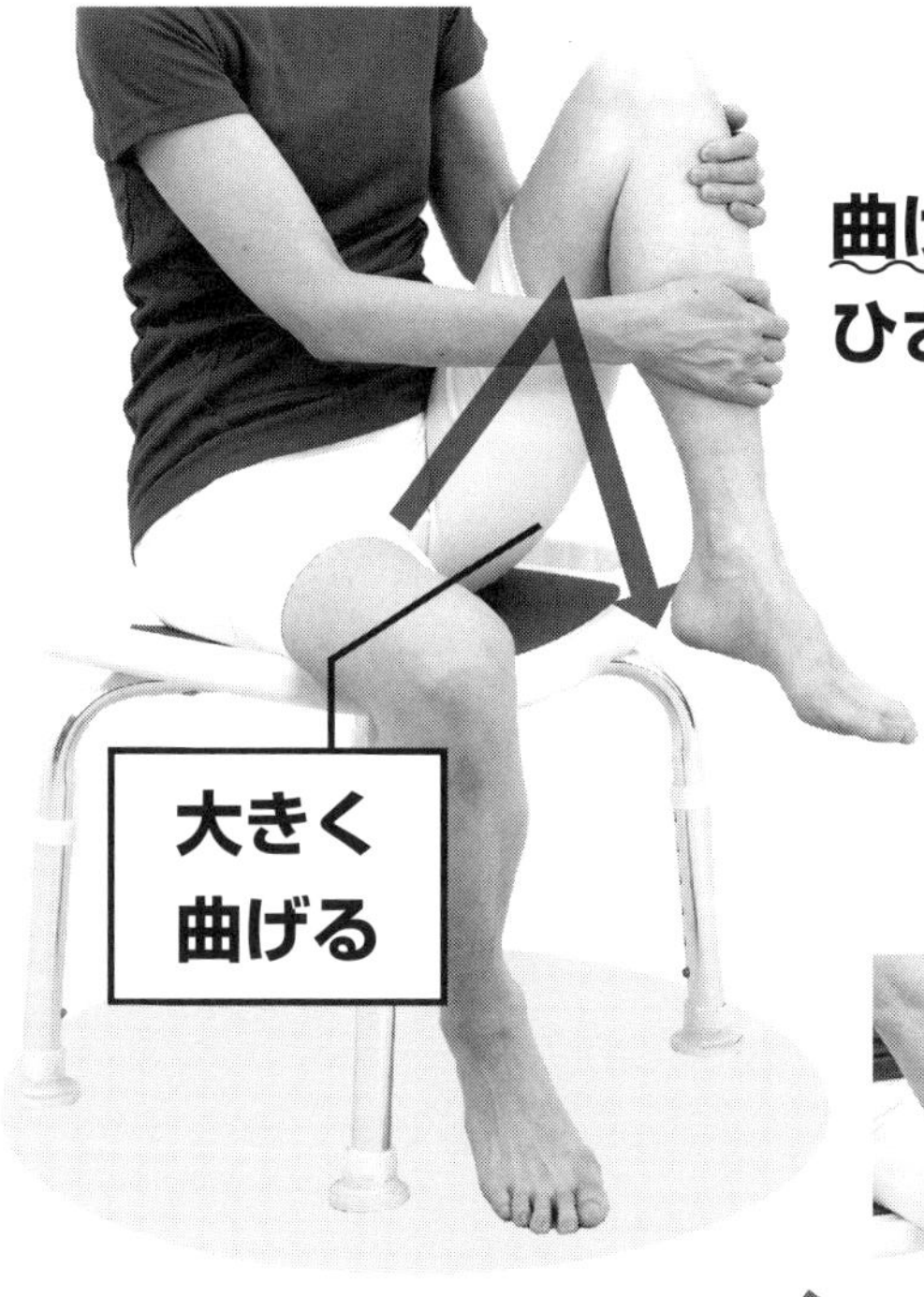

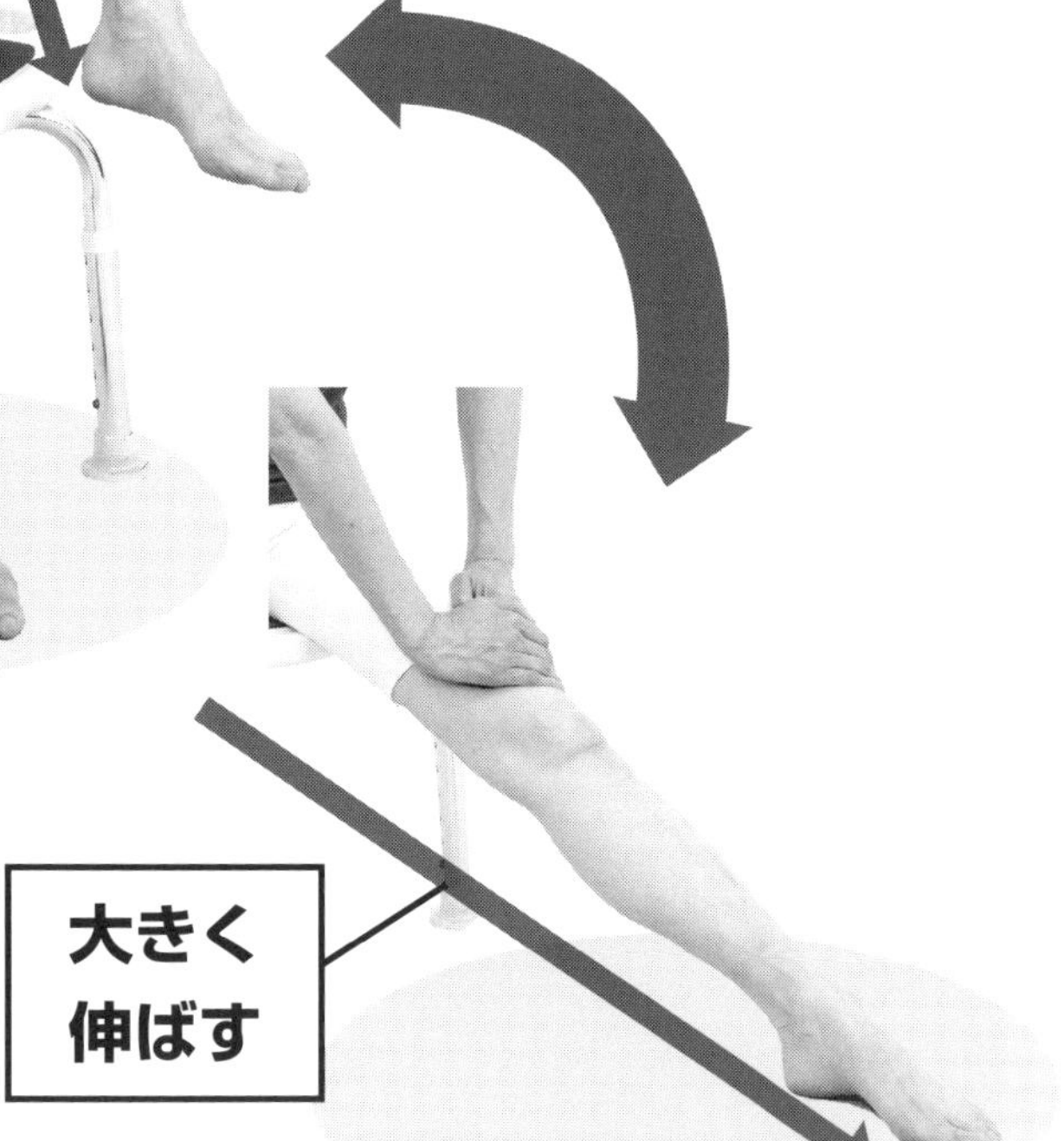

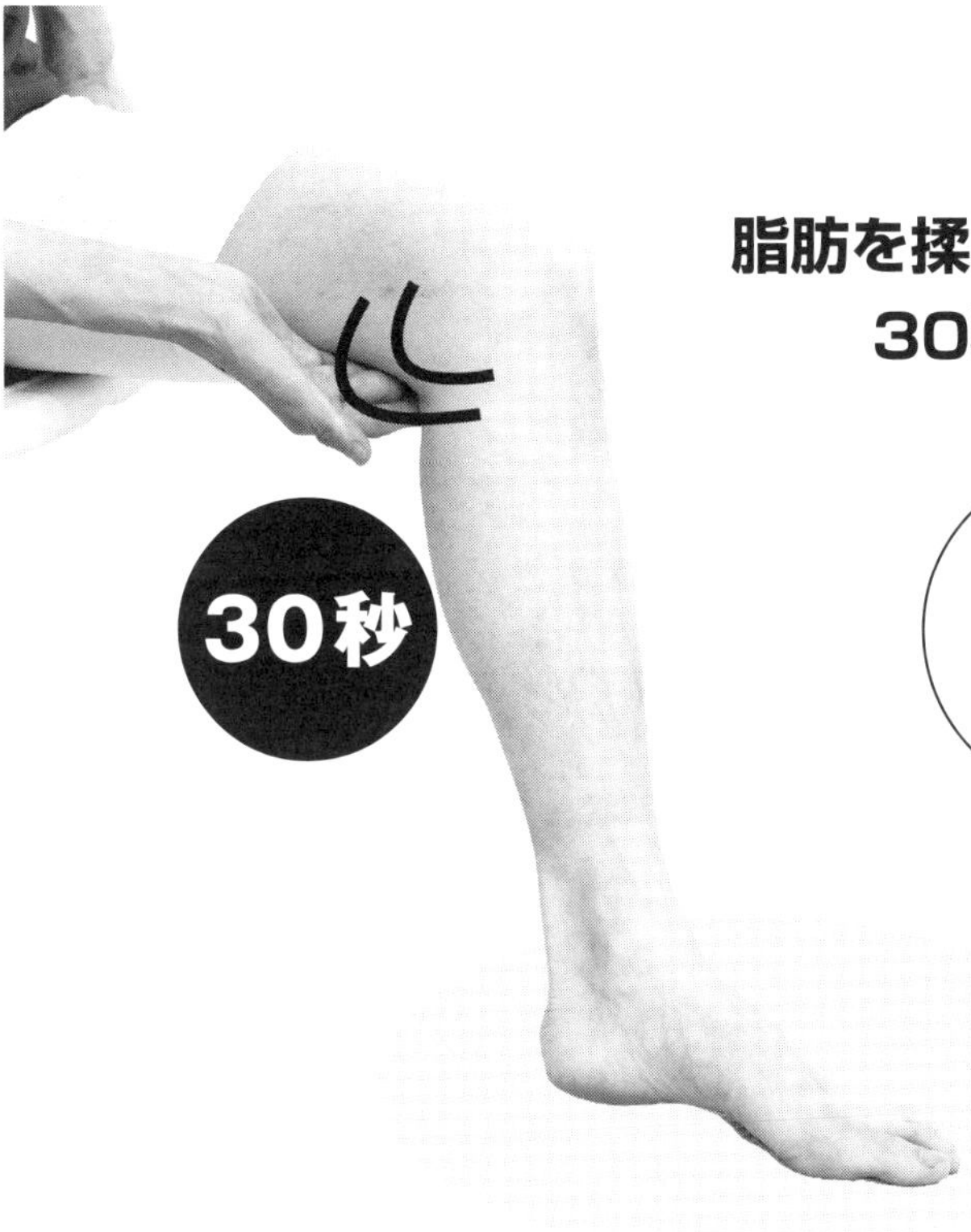

チェック②

**ひざの裏側を
脂肪を揉みほぐすように
30秒揉み続けます**

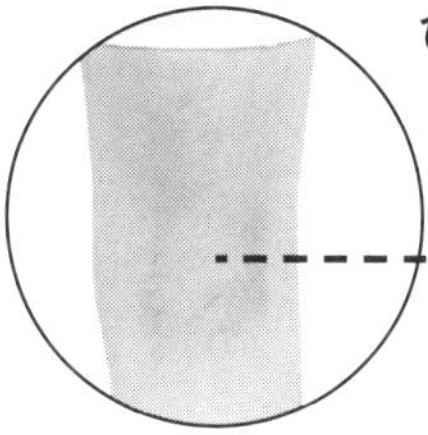

チェック③

**もう一度 チェック① をしたとき、
痛みが和らいだり、先ほどより
よく曲がったり伸びたりしますか？**

**どちらも「はい」の場合、
膝窩脂肪体が原因の可能性大！**
→ 80 ページへ

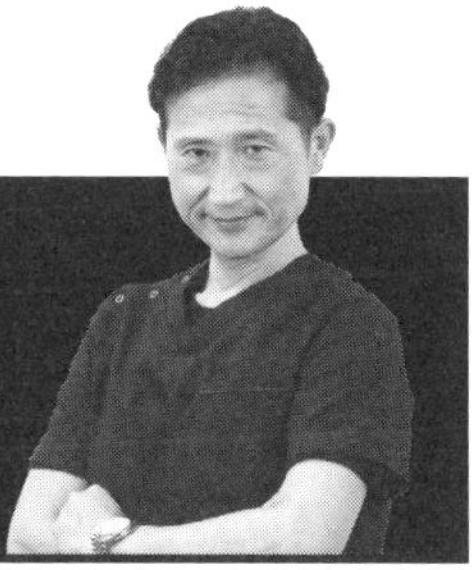

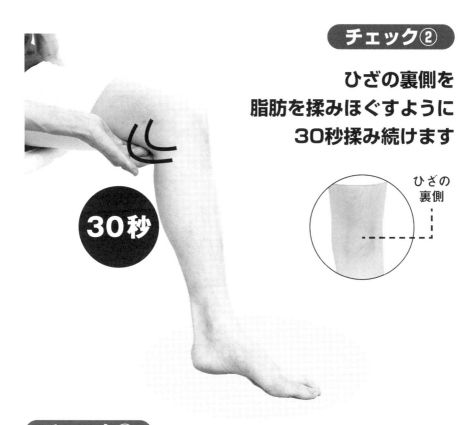

自分の痛みの部位を自分で知ることが大切

いかがでしたか?

セルフチェックでご自身のひざ痛の原因を見つけることができたでしょうか。なんとなくひざの痛みを抱えていた方も、明確に「この部位(組織)が痛い」と発見することができたのではないかと思います。

中には、「こんなに細かく知る必要があるの?」と思った方もいるかもしれません。治療は病院に行って、医師や理学療法士に任せればいいのではないか、と。

しかし、私は**患者さんが自分で自分の痛みについて知ることこそが、完治への最短ルートである**と考えています。

「どこが痛いのか」に始まり、「どのような動きをすると痛むのか」「どのように痛いのか」を知ることは重要です。同じ「曲げると痛い」という痛みでも、階段を上るときに痛いのと、階段を下るときに痛いのとでは原因として疑うべき部位が異なってきます。

このように自分の痛みをきちんと自分で把握できていると、セルフケア以外でも、病院にかかる際にその情報を医療従事者に伝えられると適切な治療への近道となりますよ。

また、先ほどのセルフチェックの際に、「こうすると痛くなくなる」という動きがありましたね。

次の章から紹介するセルフケアには、その「痛みがなくなる」動作も含まれます。チェックのときに行った動作そのものがセルフケアになるのです。それ以外も、決して難しいケアはありません。ご自宅で、１人で自分のペースでできるものばかりです。

「こうすると痛い」「こうすると痛くない」という痛みの変化を感じながら少しずつでも取り組むことで、あなたのひざ痛は改善していきますよ。

症例 2

「階段の上り下りが楽に！」

昔からやせ型で、特にスポーツもしていなかったのでひざ痛とは無縁の人生でした。しかし、50代前半からひざに違和感を覚え、それは日に日に大きくなり2～3年前には横に動くとひざにかなり痛みが生じるようになりました。

ようやく整形外科を受診してレントゲン検査を受けたところ、変形性膝関節症と診断されました。これ以上の悪化を防ぐためにとリハビリを勧められ、励んできましたがなかなか良くなりません。方向転換をするたびに痛む足、上るも下るも苦痛だった階段……思うように歩けないストレスは相当のものでした。

そんな状況の中、園部先生を紹介されました。エコー画像検査とヒアリングを丁寧に行ってくださり、私のひざは変形性膝関節症であることは間違いなく、痛みの原因は膝蓋下脂肪体の線維化であるとおっしゃいました。そして、私のひざ小僧の下にあるコブをつかんで「これが原因です」と。確かにつかまれた部位が痛く、こんなに明確に原因を示してくださったことに安心感を覚えたのでした。

以降は教えられたセルフケアを続け、4カ月も経つと階段の上り下りの際の痛みがかなり解消されました。痛みの原因を自分でも認識できて良かったです。（Kさん・男性60歳）

第3章
ひざ痛の原因となる　4つの組織への
セルフケア

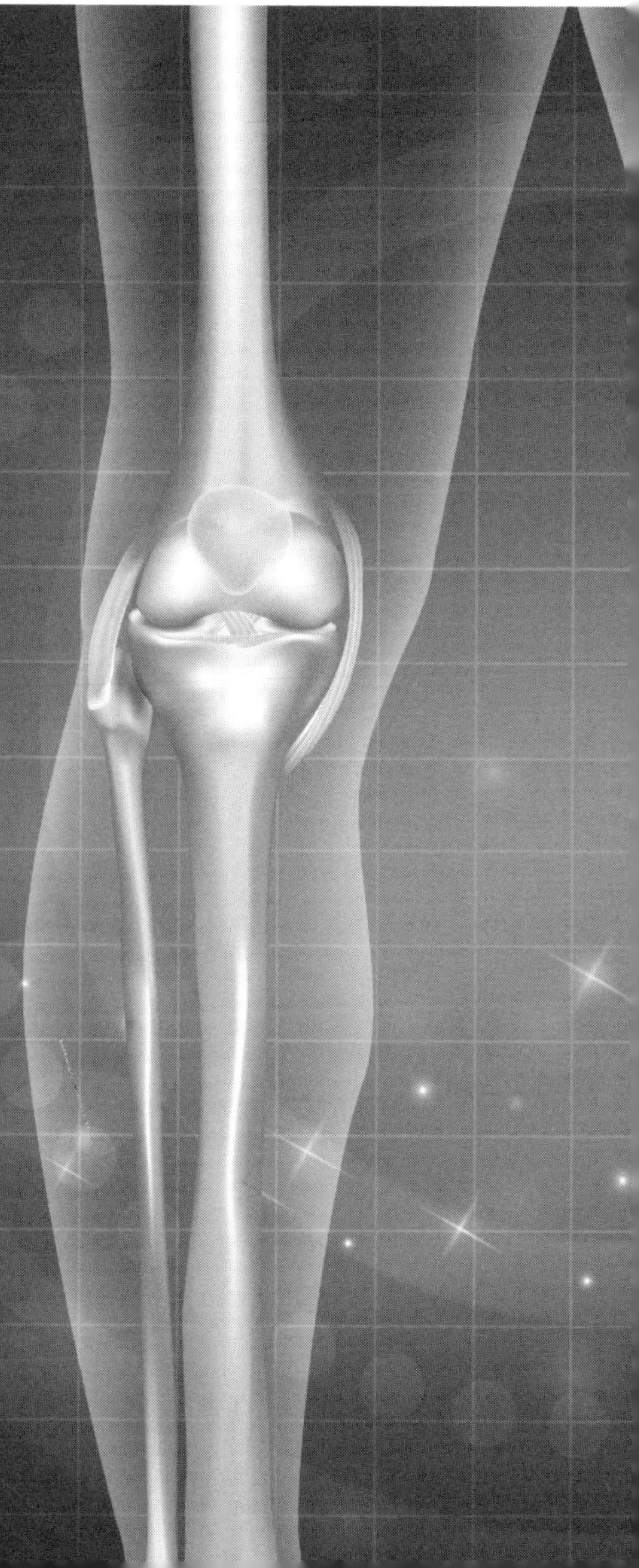

01

膝蓋下脂肪体のセルフケア

膝蓋下脂肪体については21ページで書きましたが、もう一度簡単におさらいしましょう。

変形性膝関節症と診断された方のなかで、この膝蓋下脂肪体が痛みの原因となっているのは、全体の6割くらいはいると思います。また、変形性膝関節症以外の場合でも、ひざ痛の原因として最も多いといえます。

痛みが生じる原因は、大きく分けると次の2つです。

①膝蓋下脂肪体の線維化による「柔軟性の低下」

②変形したひざ関節により「膝蓋下脂肪体の通り道が狭まること」

そこで、セルフケアとしては硬くなった膝蓋下脂肪体をマッサージして柔軟性を取り戻すことと、周辺組織であるひざのお皿やひざ下を上下左右に動かすことで通り道を広げることを目的とします。

セルフケアの目的

①膝蓋下脂肪体を柔らかくする

ひざを伸ばしたときにお皿の下に現れる「コブ」を揉んだり動かしたりして柔軟性を取り戻す。

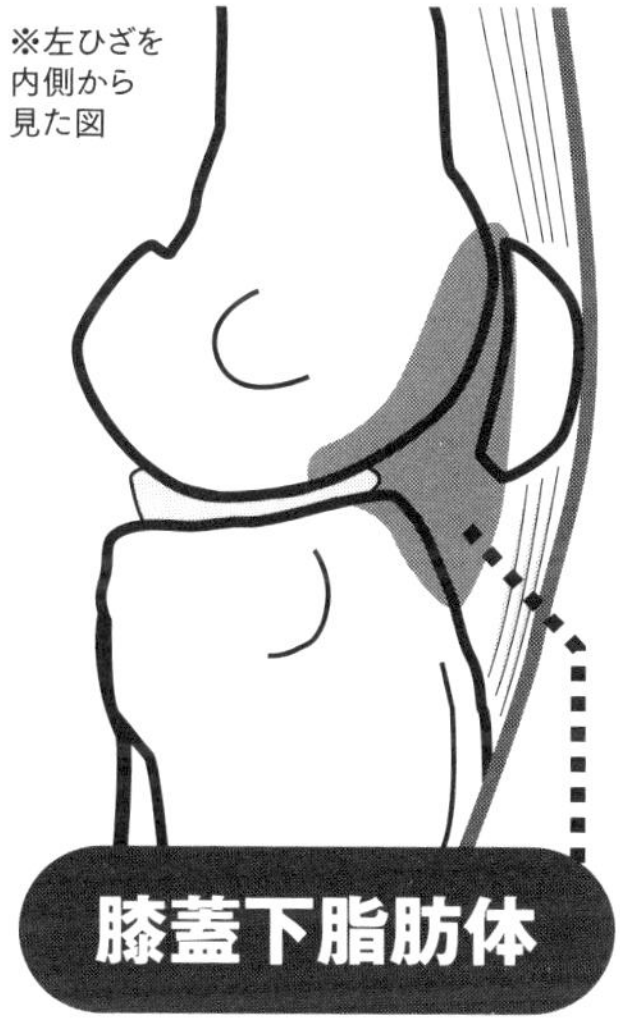

②膝蓋下脂肪体の通り道を作る

ひざのお皿やひざ下を意図的に上下左右に動かすことで、膝蓋下脂肪体の通り道を作る。

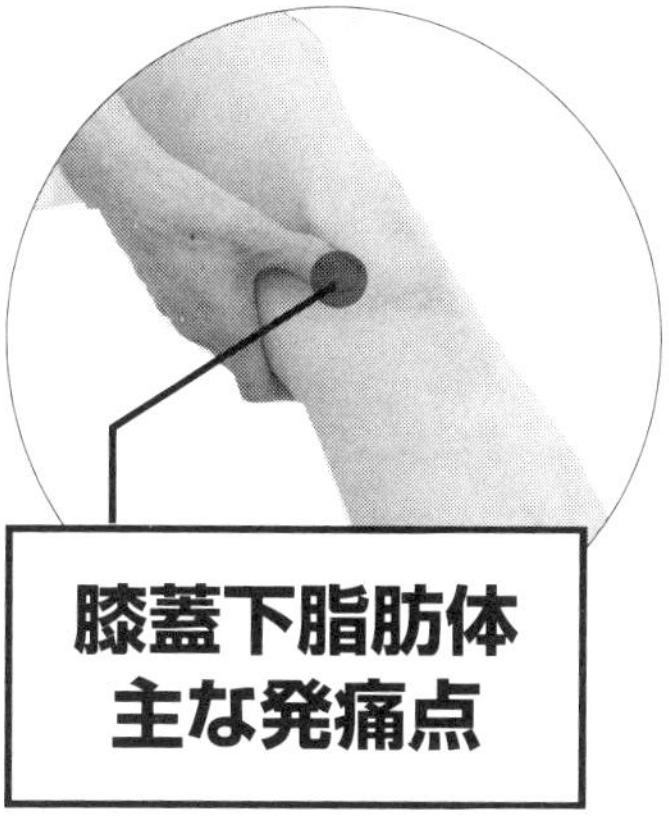

動画で確認

【膝蓋下脂肪体のセルフケア①】

コブつまみ

1

**コブの少し上を
両手の親指と
人差し指で
つまみあげる**

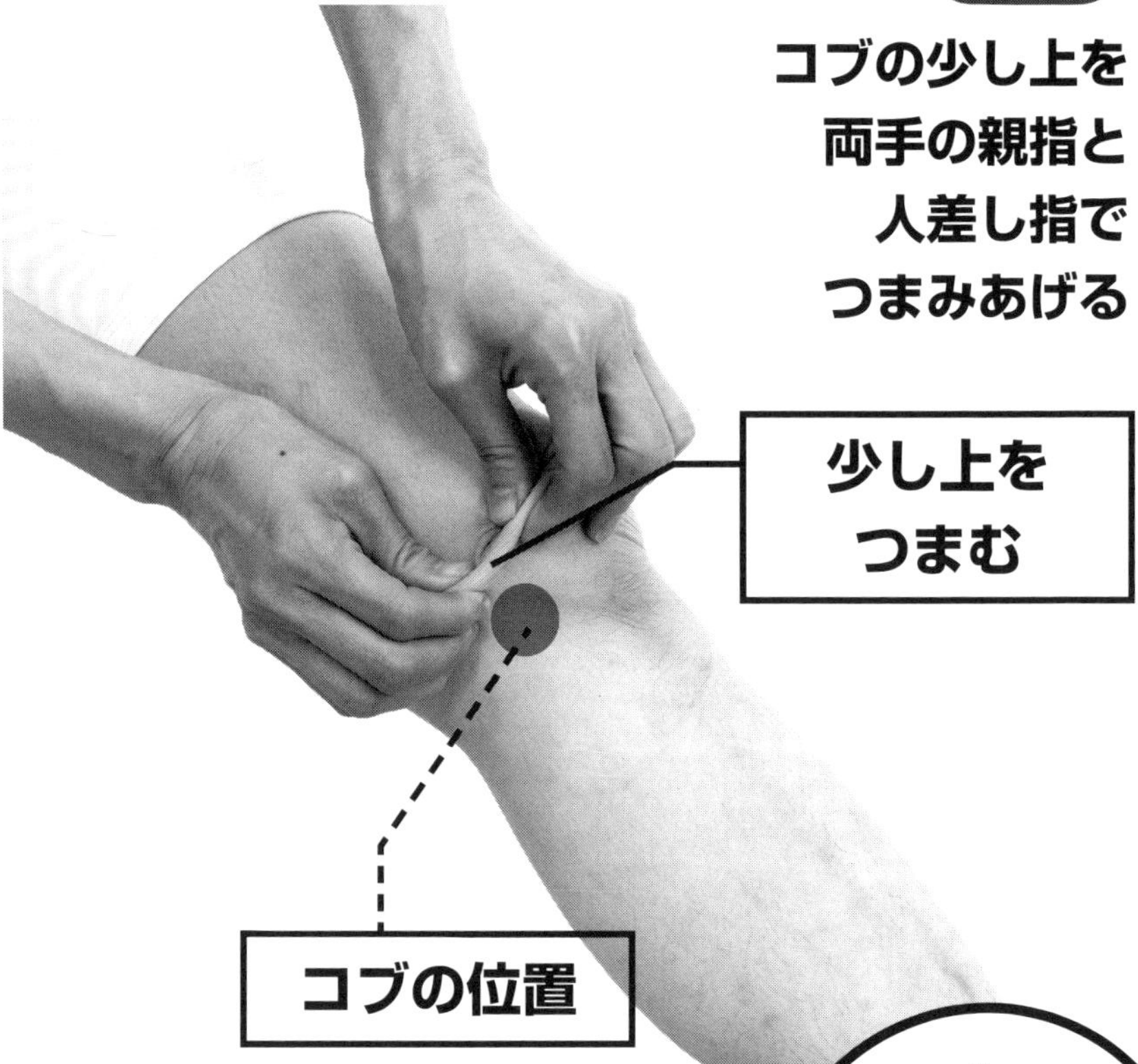

**つまみにくい場合は
その付近を大きく
つかんでもOK**

**1日
3セット**
ひざが
痛むときも

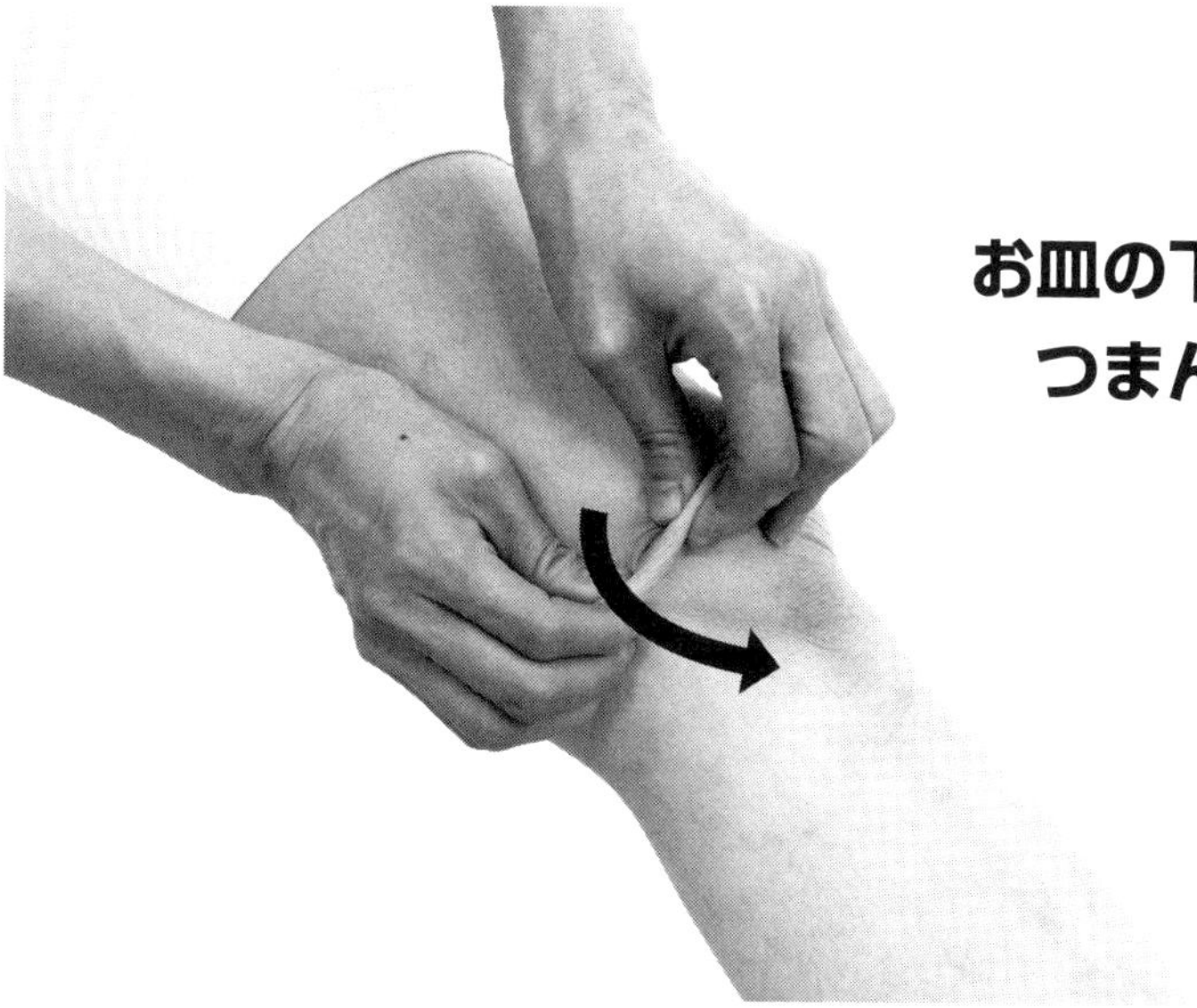

❷

お皿の下に向けて
つまんだコブを
動かす

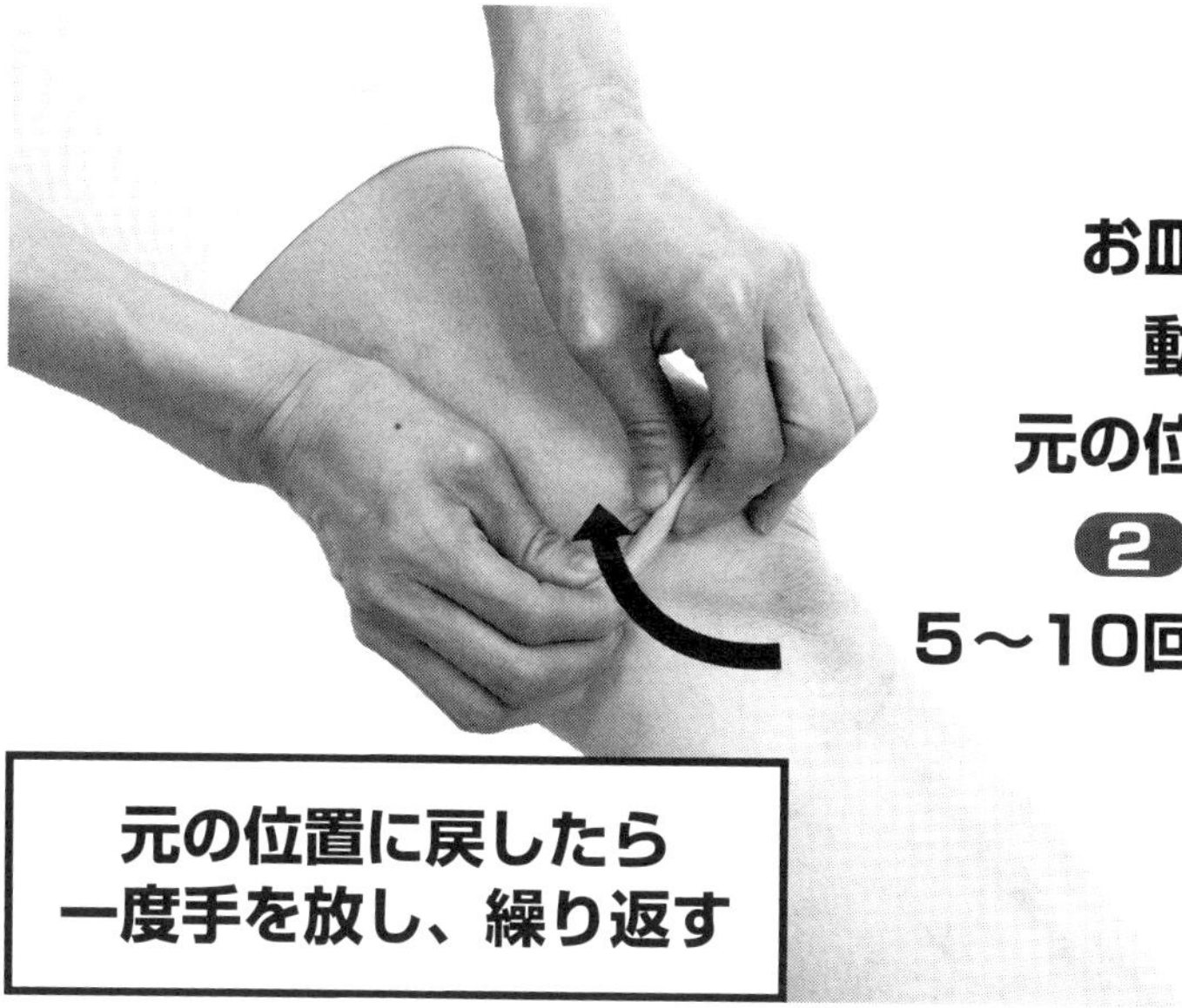

❸

お皿の下まで
動かしたら
元の位置に戻す
❷と❸を
5～10回繰り返す

元の位置に戻したら
一度手を放し、繰り返す

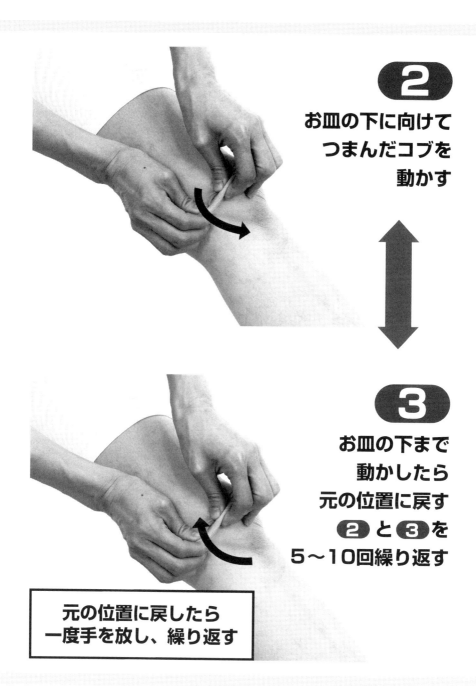

動画で確認

【膝蓋下脂肪体のセルフケア②】

コブ流し

1

**コブの手前に
利き手の親指を当て
反対の手も添える**

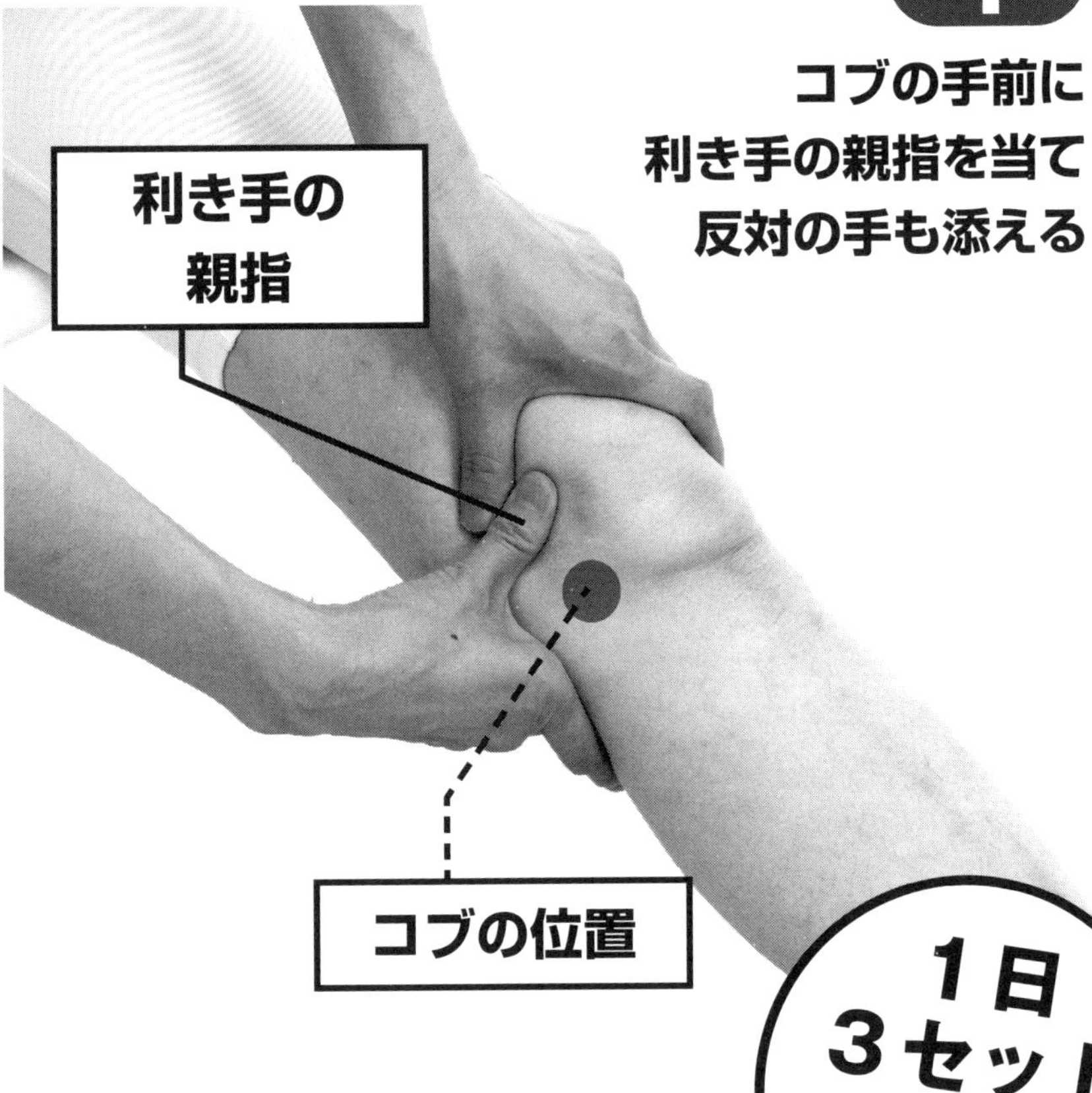

**1日
3セット
ひざが
痛むときも**

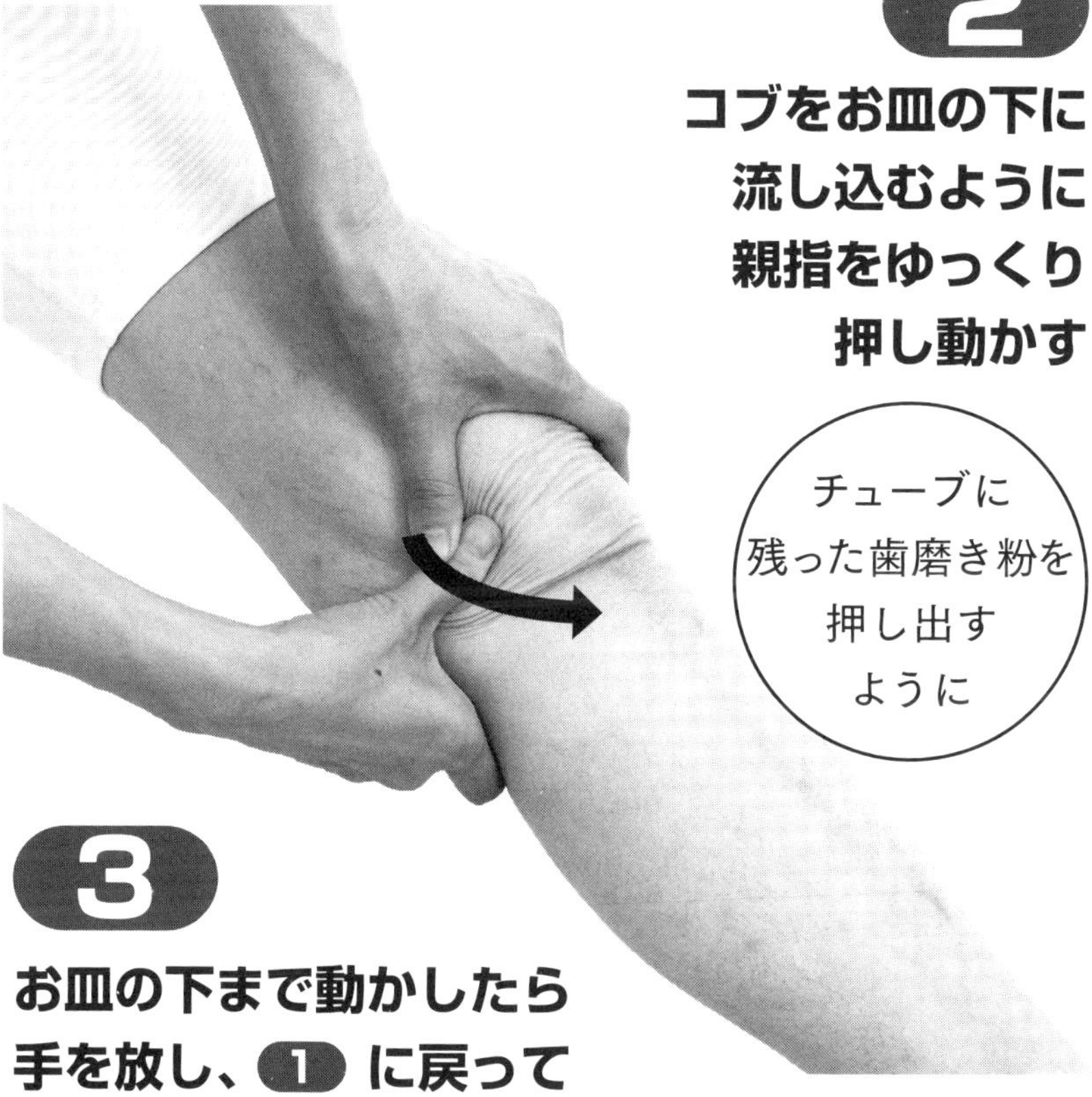

2

コブをお皿の下に
流し込むように
親指をゆっくり
押し動かす

チューブに
残った歯磨き粉を
押し出す
ように

3

お皿の下まで動かしたら
手を放し、1 に戻って
再び押し動かす
5～10回繰り返す

コブが硬く動かない場合は
強く押すだけでもOK！

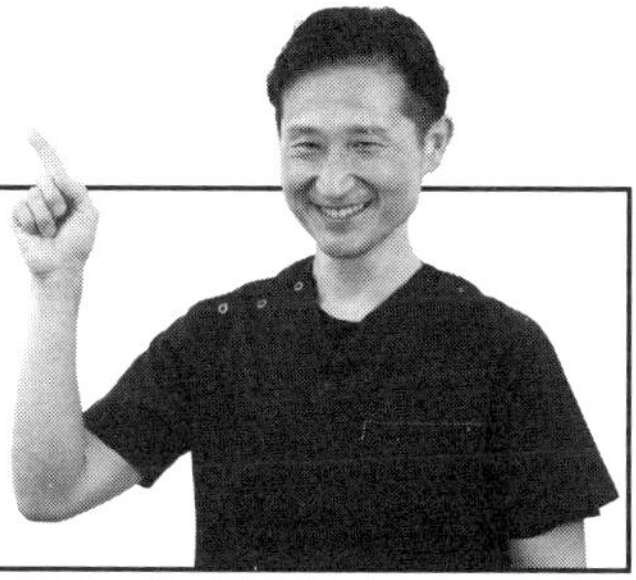

動画で確認

【膝蓋下脂肪体のセルフケア③】

お皿スライド

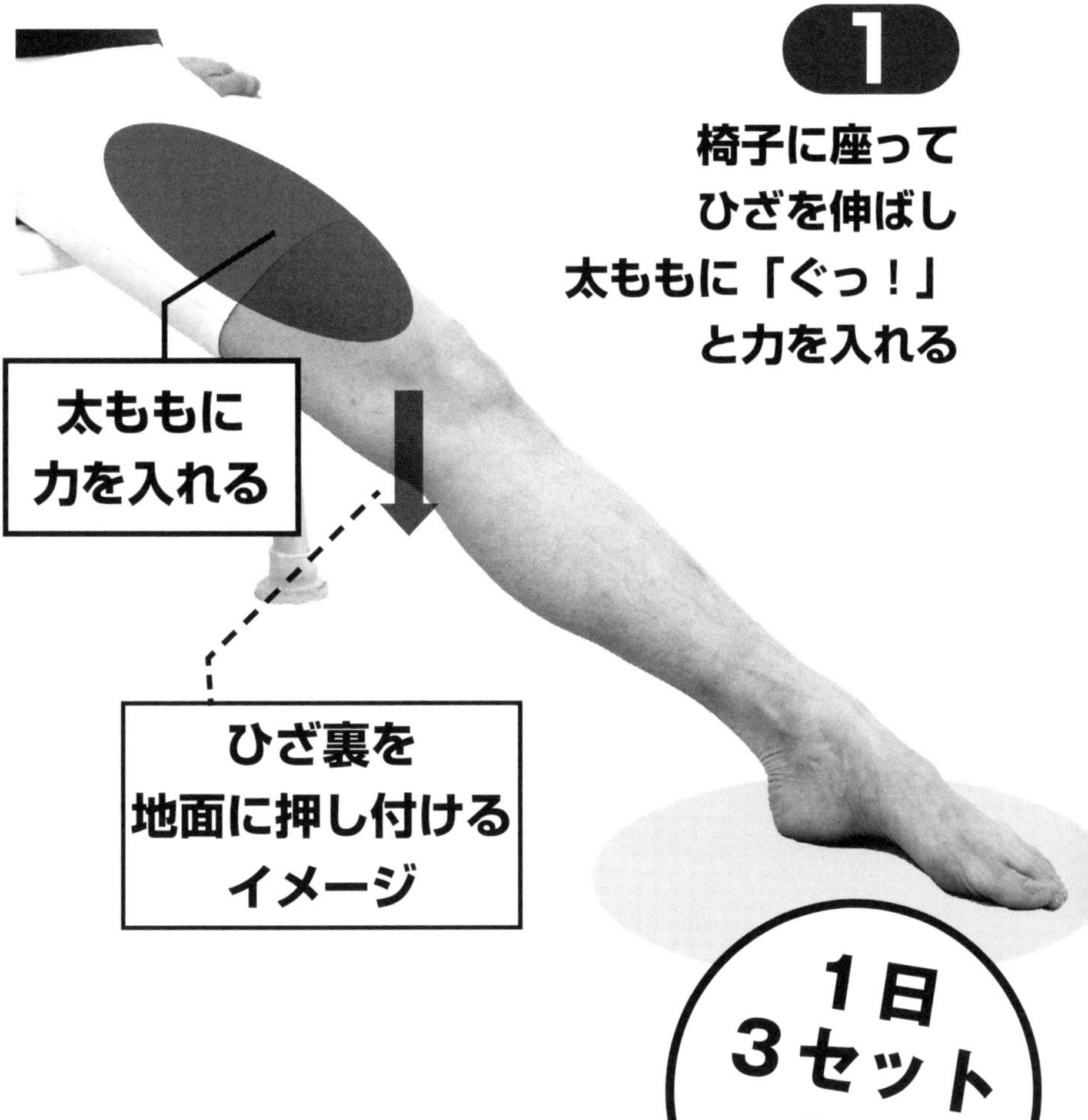
太ももに
力を入れる
ひざ裏を
地面に押し付ける
イメージ

1

椅子に座って
ひざを伸ばし
太ももに「ぐっ！」
と力を入れる

1日
3セット
ひざが
痛むときも

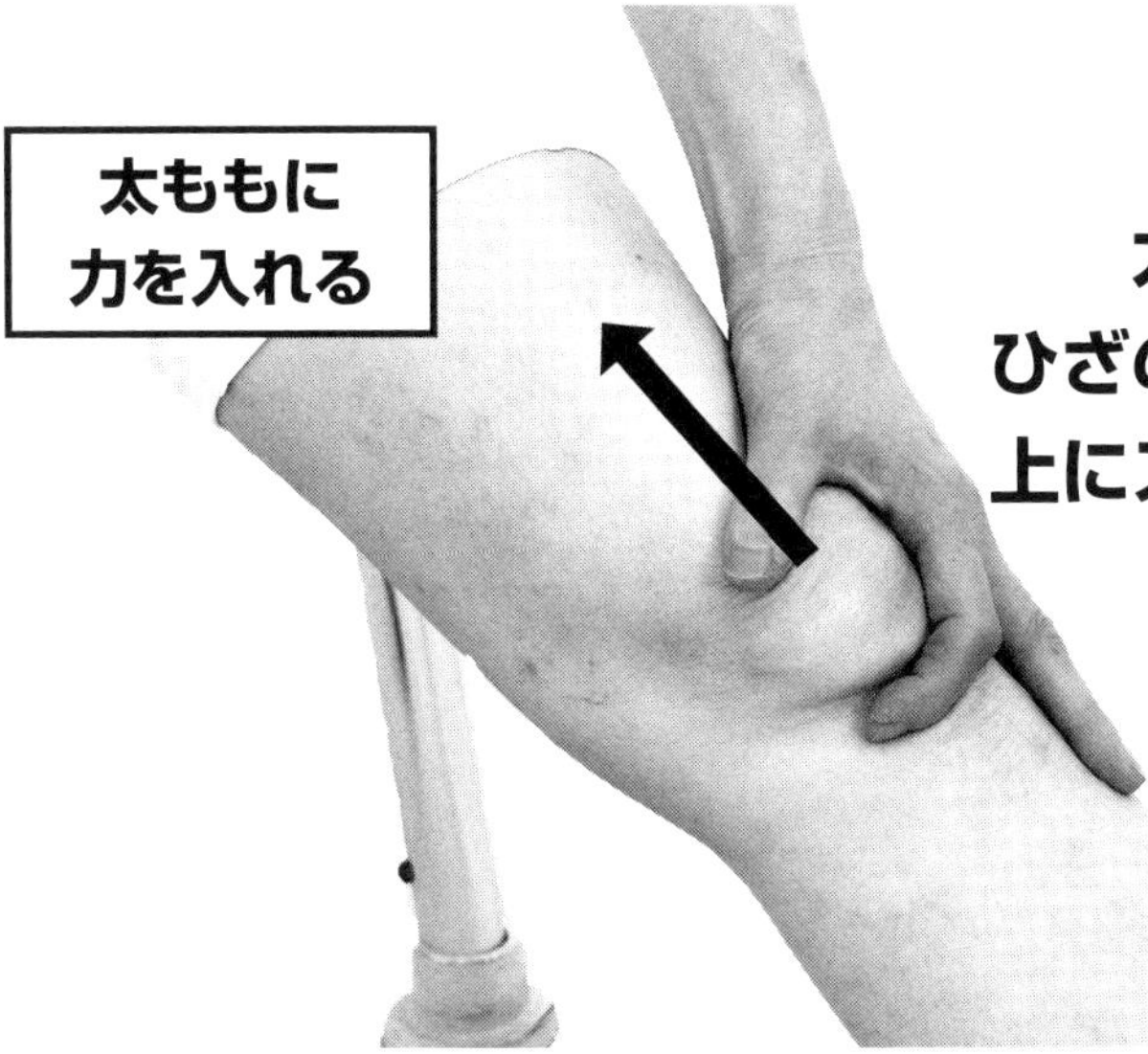

2

**力を入れたまま
ひざのお皿をつかみ
上にスライドさせる**

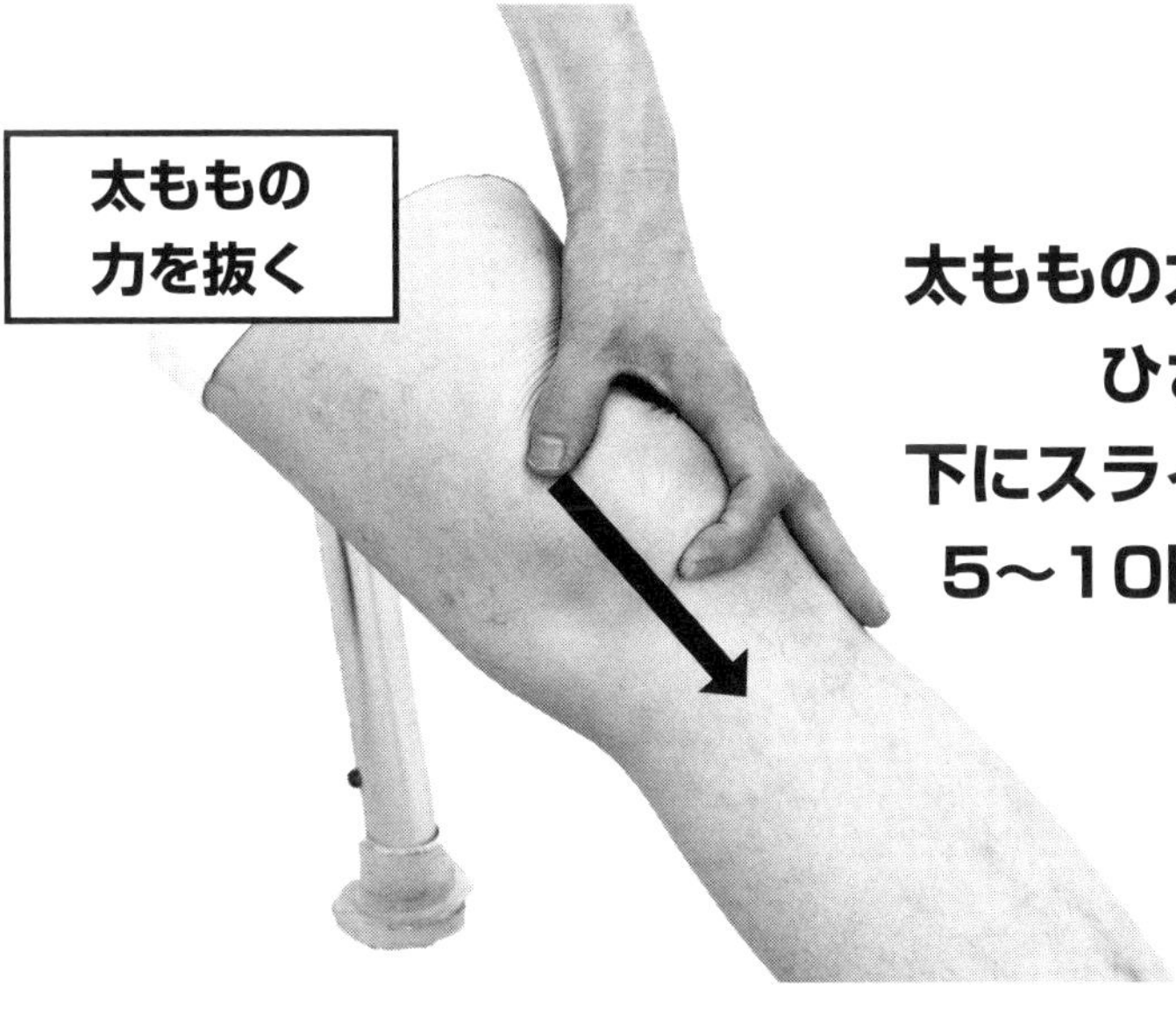

3

**太ももの力を抜いて
ひざのお皿を
下にスライドさせる
5〜10回繰り返す**

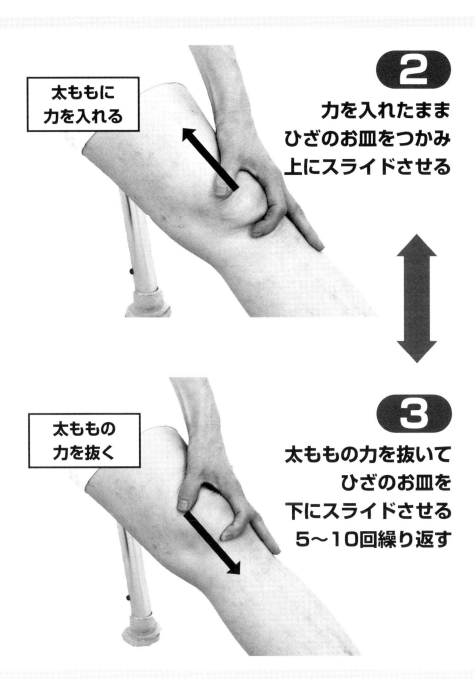

動画で確認

【膝蓋下脂肪体のセルフケア④】

ねじり屈伸

1

**ひざのお皿より
やや下を
両手で持ち
内側にねじる**

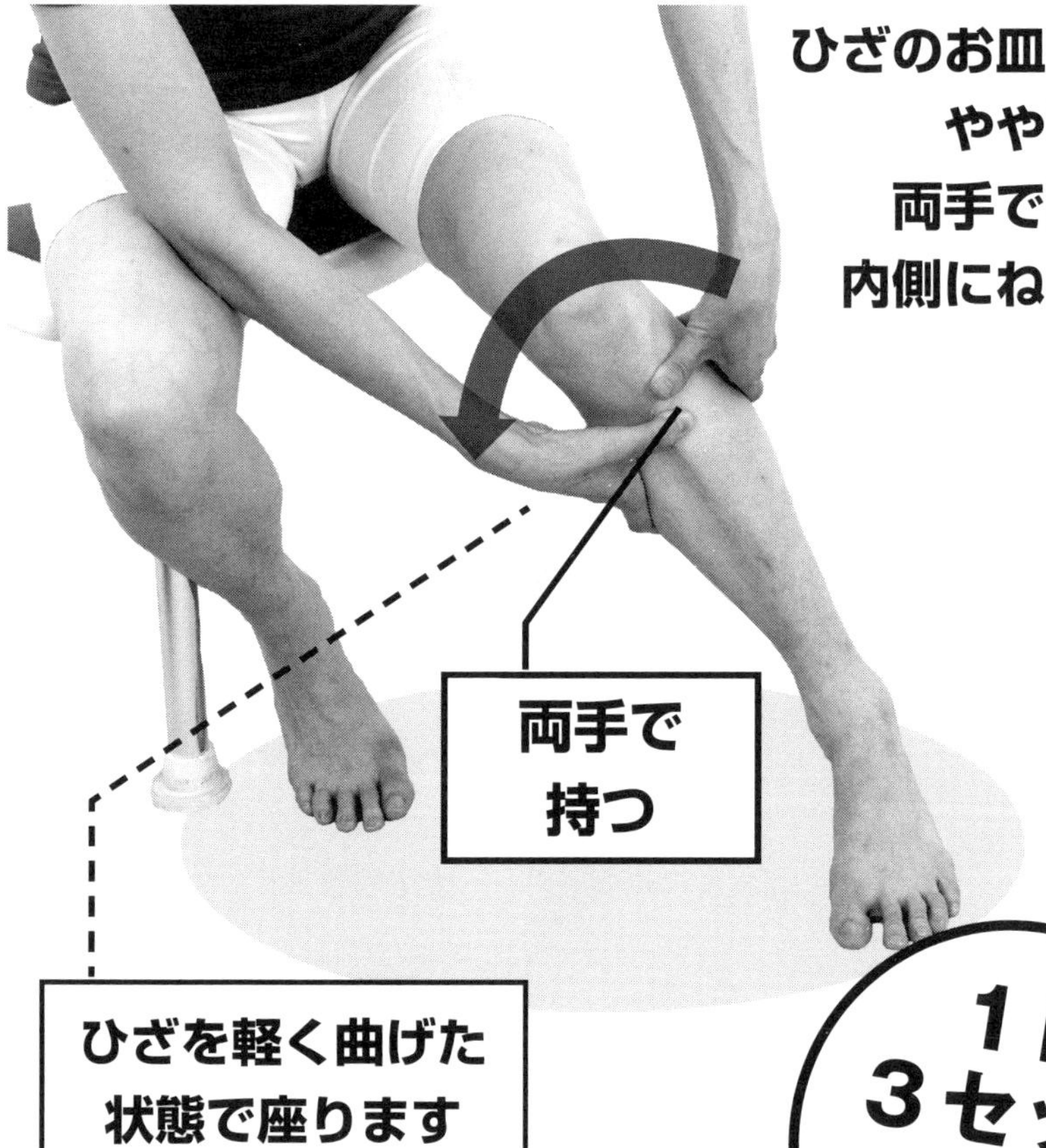
両手で
持つ
ひざを軽く曲げた
状態で座ります

**1日
3セット**

**ひざが
痛むときも**

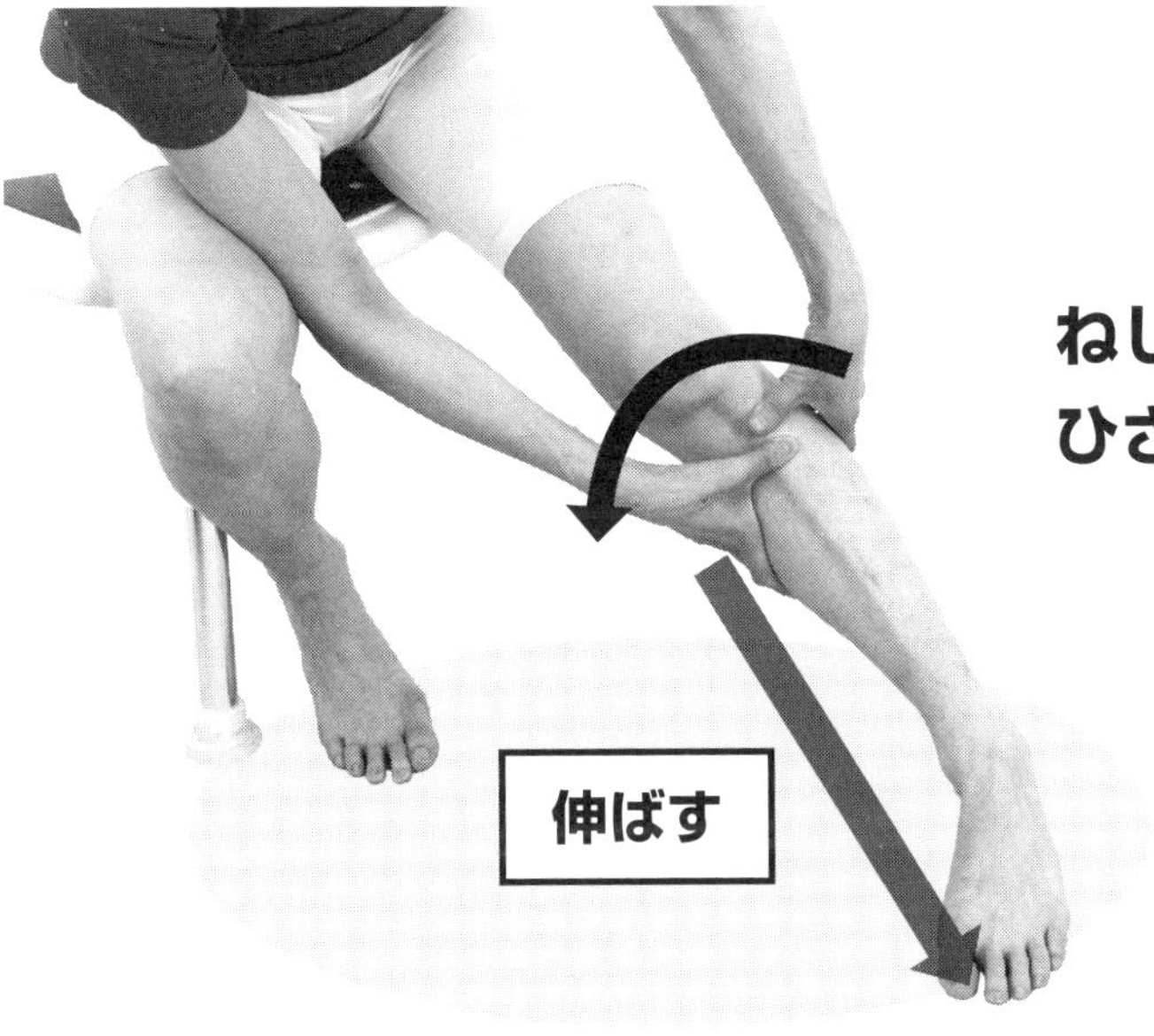

2

ねじったまま
ひざを伸ばす

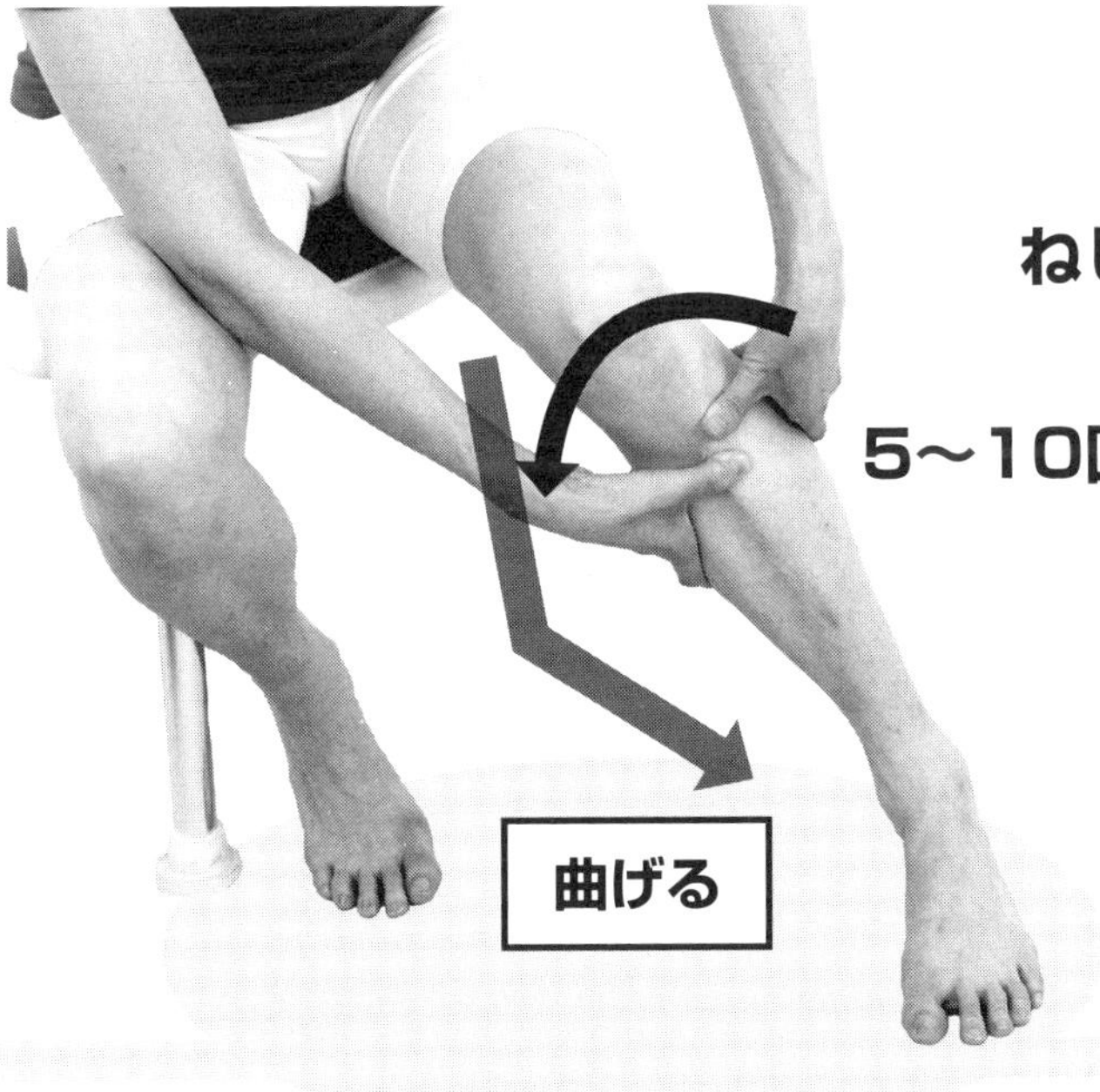

3

ねじったまま
元に戻す
5〜10回繰り返す

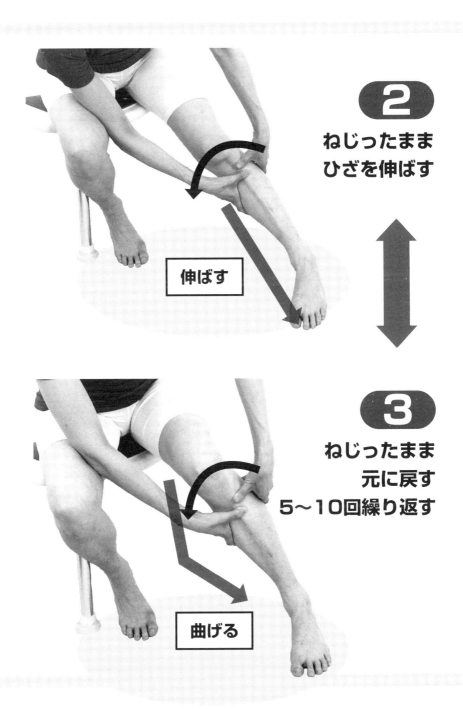

02

半膜様筋のセルフケア

「ひざの内側で、真ん中より後ろ側」が痛い場合は半膜様筋が原因となっている可能性が高いです。半膜様筋とは、**ひざ下の骨(脛骨《けいこつ》)の内側から太ももの裏を通って、骨盤の下部(坐骨結節《ざこつけっせつ》)をつなぐ筋肉**です。特にひざ痛の原因になるのは脛骨にくっついている部分からひざ裏にかけての部位です。

この部位に痛みが生じると、ひざ関節の曲げ伸ばしの動作が難しくなります。また、ひざ痛の原因としては膝蓋下脂肪体に次いで多い印象です。

変形性膝関節症の患者さんはひざ関節がO《オー》脚変形しますが、それだけでなく外側にねじれることも大きな特徴です。このねじれによって半膜様筋と、ふくらはぎにかけての筋肉(腓腹筋《ひふくきん》)とに摩擦が生じて痛みが発生するというメカニズムです。

また、**この部位が痛い人の特徴として、「扁平足《へんぺいそく》」になっている人が多い**です。扁平足は歩き方に問題があることから生じるもので、歩き方に問題があるとひざ痛にも連鎖します。扁平足を改善することで歩き方も改善され、ひざの痛みの軽減につながるのです。

セルフケアの目的

①半膜様筋と腓腹筋《ひふくきん》の摩擦を改善する

半膜様筋と腓腹筋の摩擦が痛みの原因。それを改善するため、腱を引っ張った状態でひざを屈伸する。

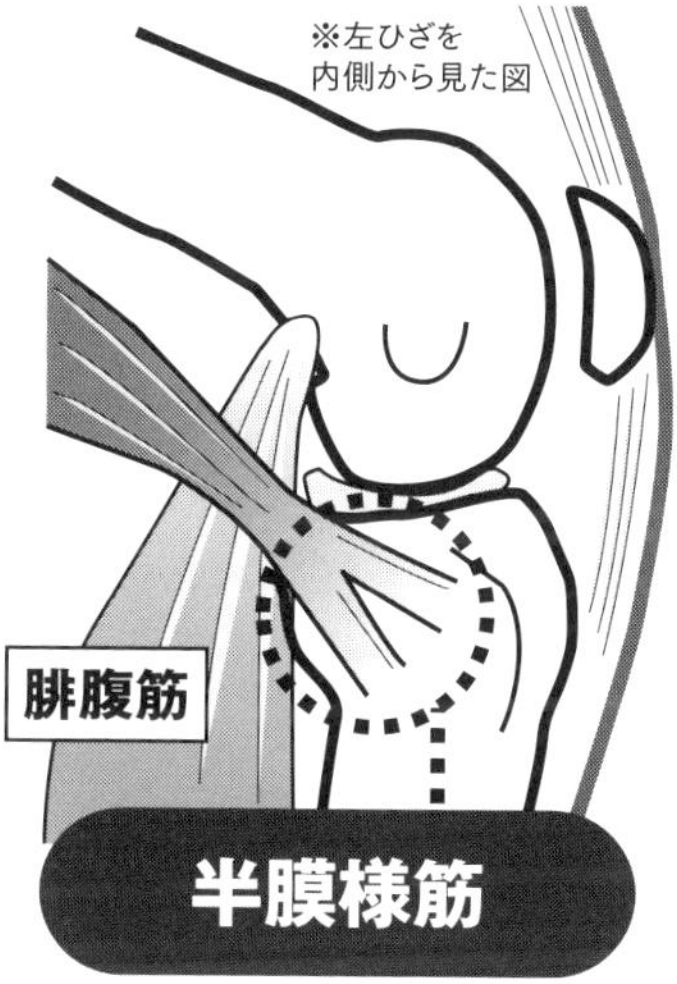
※左ひざを
内側から見た図
腓腹筋
半膜様筋

②扁平足を改善し歩き方を正す

扁平足の人は半膜様筋に痛みを生じることが多い。足の指を動かして扁平足を改善し、歩き方も正すとひざ痛も和らぐ。

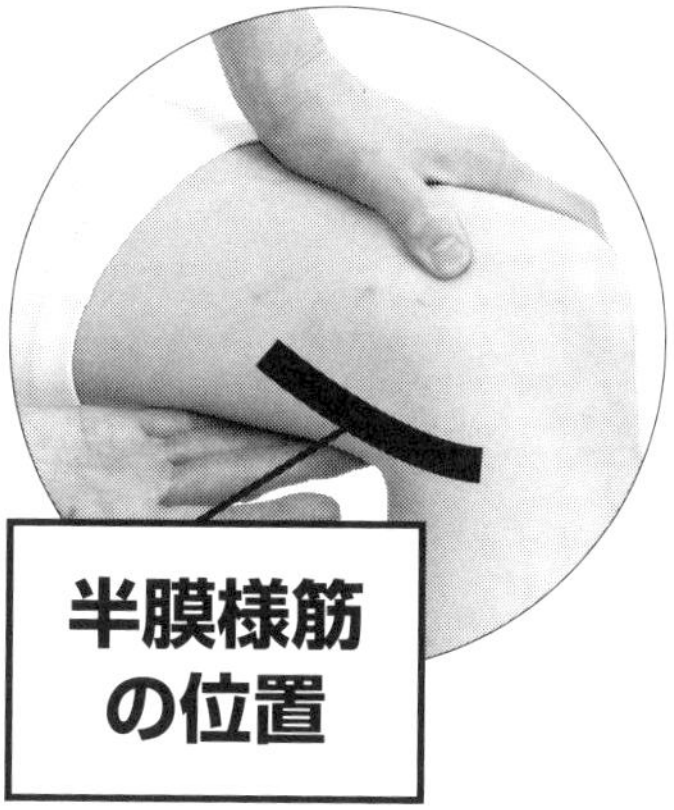
半膜様筋
の位置

動画で確認

【半膜様筋のセルフケア①】
腱ひっぱり屈伸

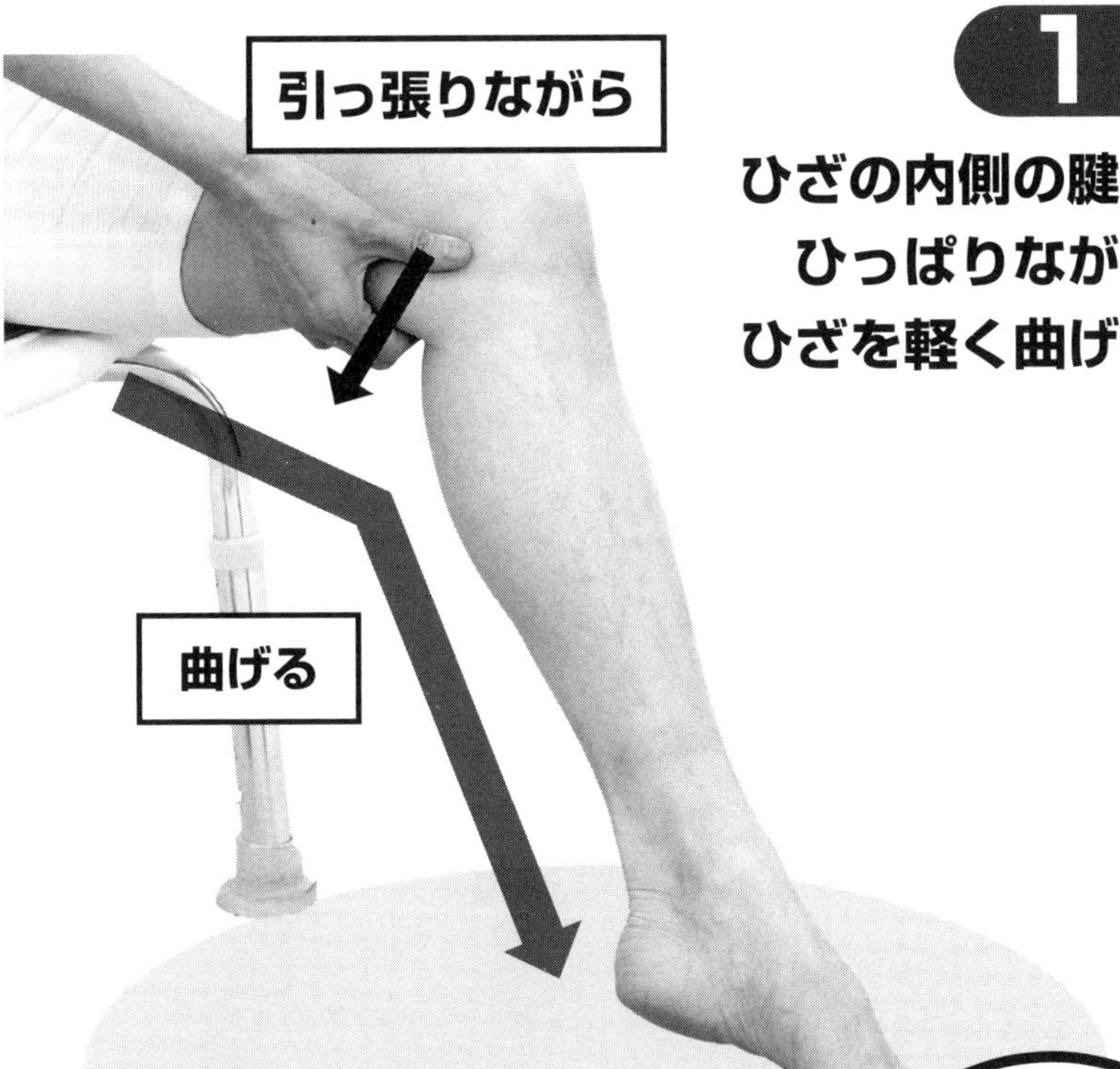

1

ひざの内側の腱を
ひっぱりながら
ひざを軽く曲げる

1日
3セット
ひざが
痛むときも

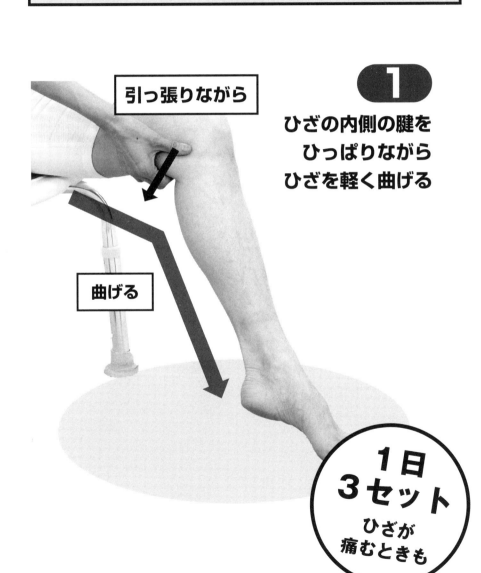

2

腱をひっぱりながら
ひざを伸ばす
5〜10回繰り返す

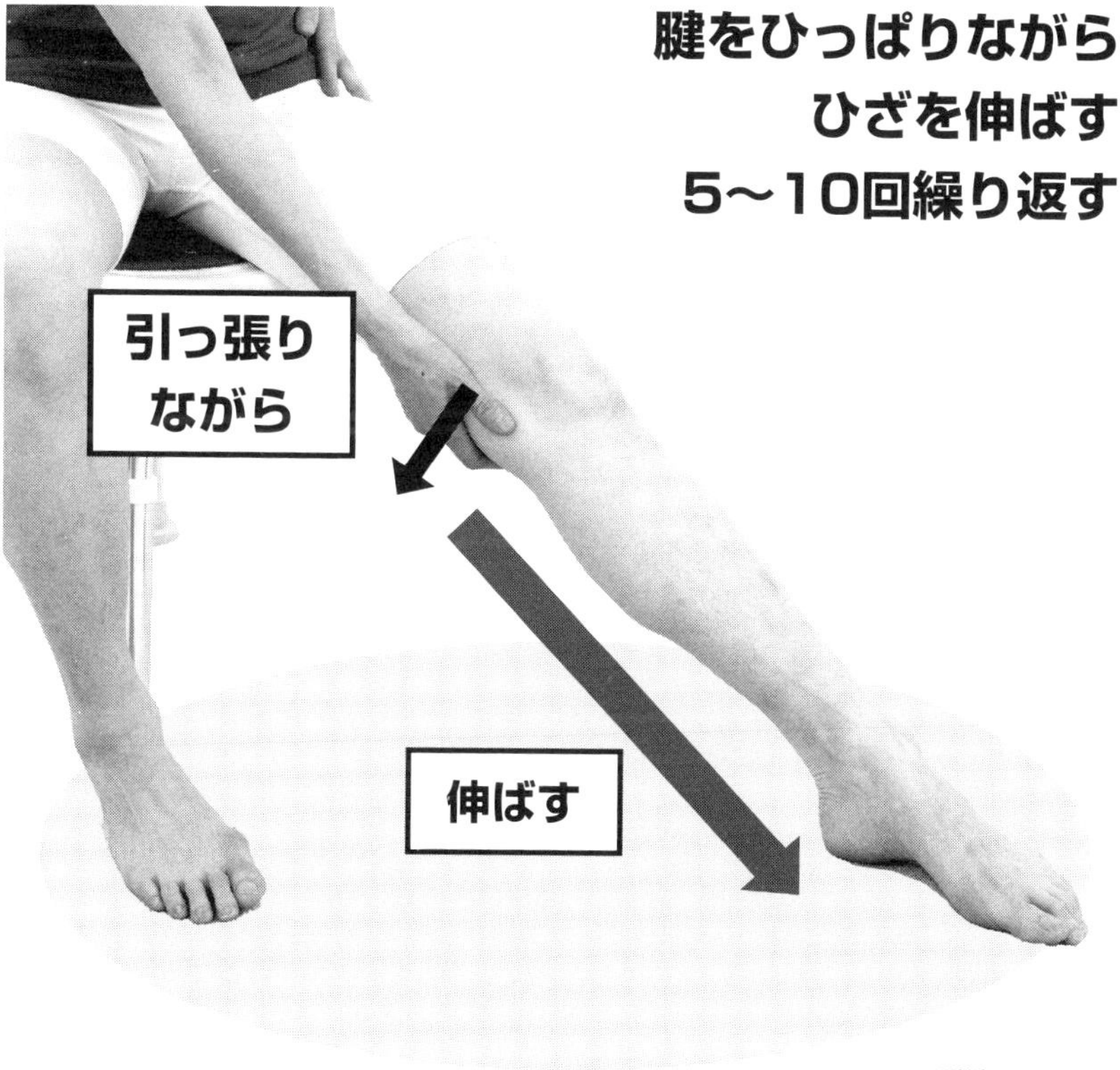

ひざを最後まで
伸ばしきると、効果的です。

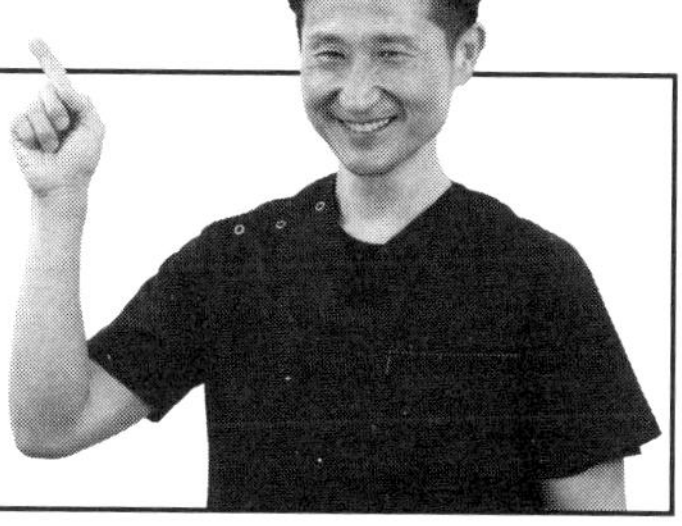

動画で確認

【半膜様筋のセルフケア②】

ねじり屈伸

1

ひざのお皿より
やや下を
両手で持ち
内側にねじる

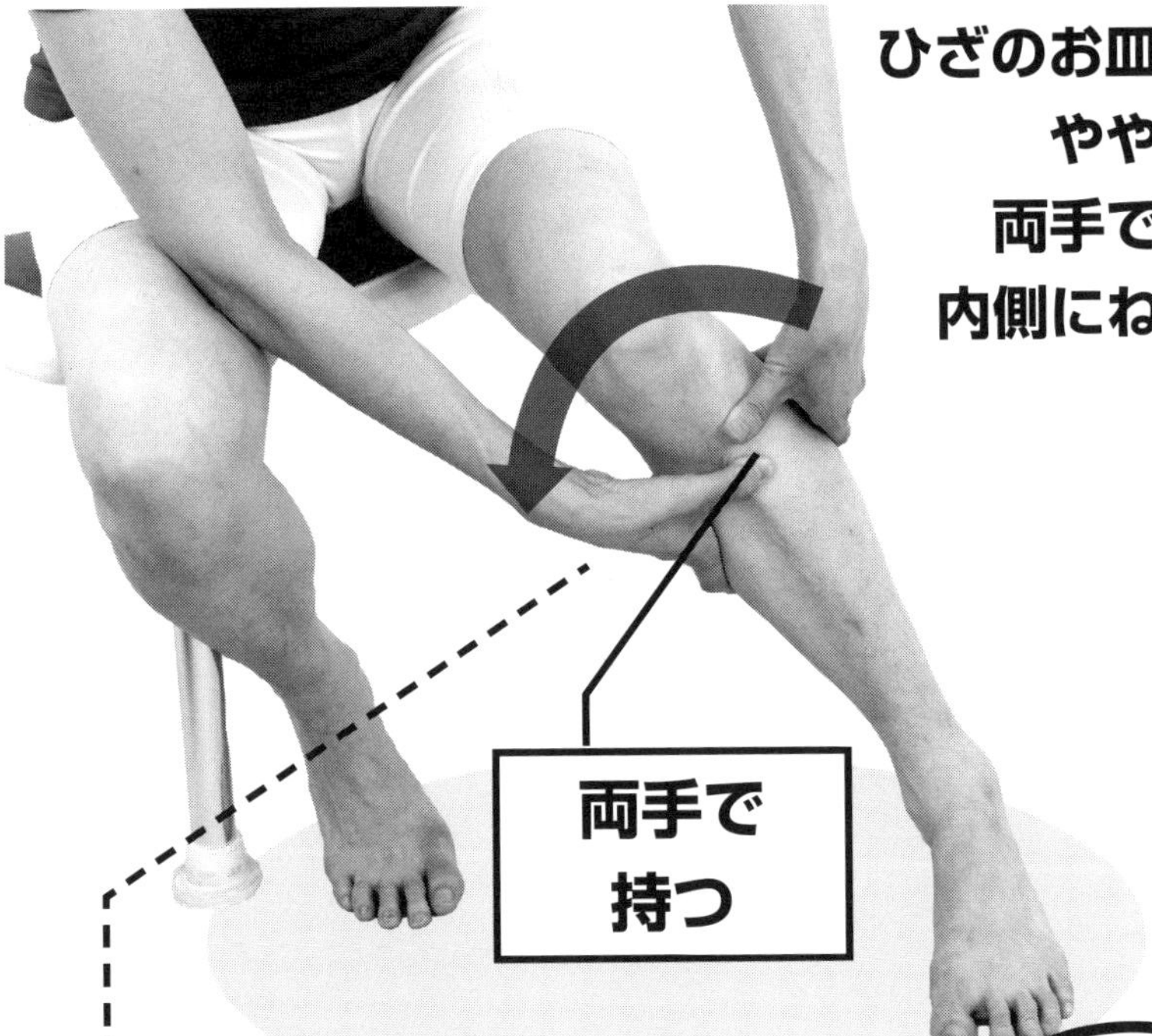
両手で
持つ
ひざを軽く曲げた
状態で座ります

1日
3セット
ひざが
痛むときも

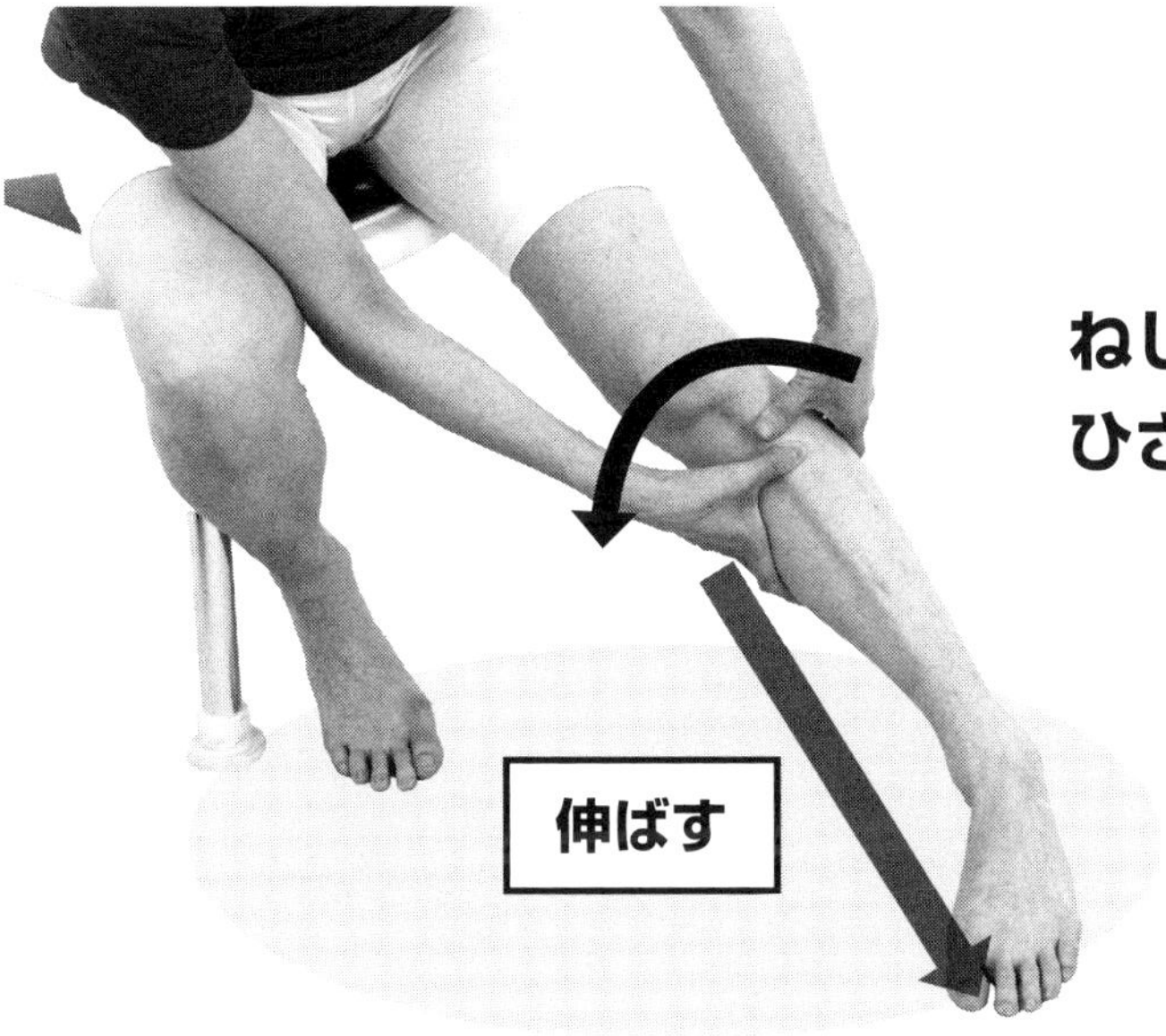

2

**ねじったまま
ひざを伸ばす**

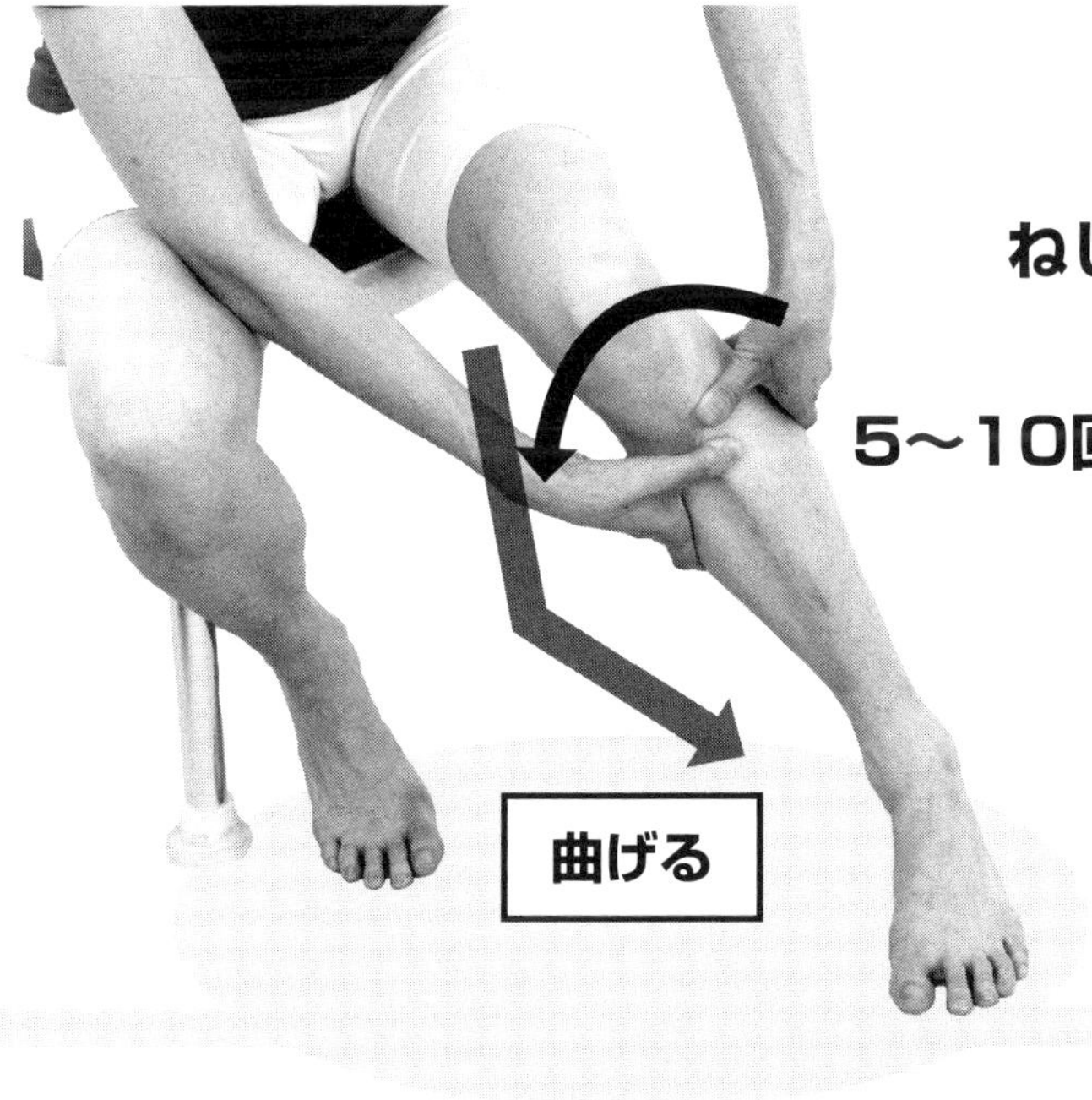

3

**ねじったまま
元に戻す
5〜10回繰り返す**

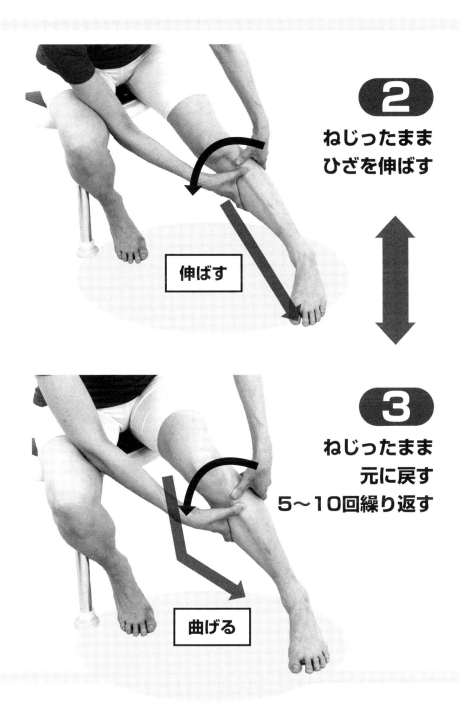

動画で確認

【半膜様筋のセルフケア③】

かかと上げ下げ

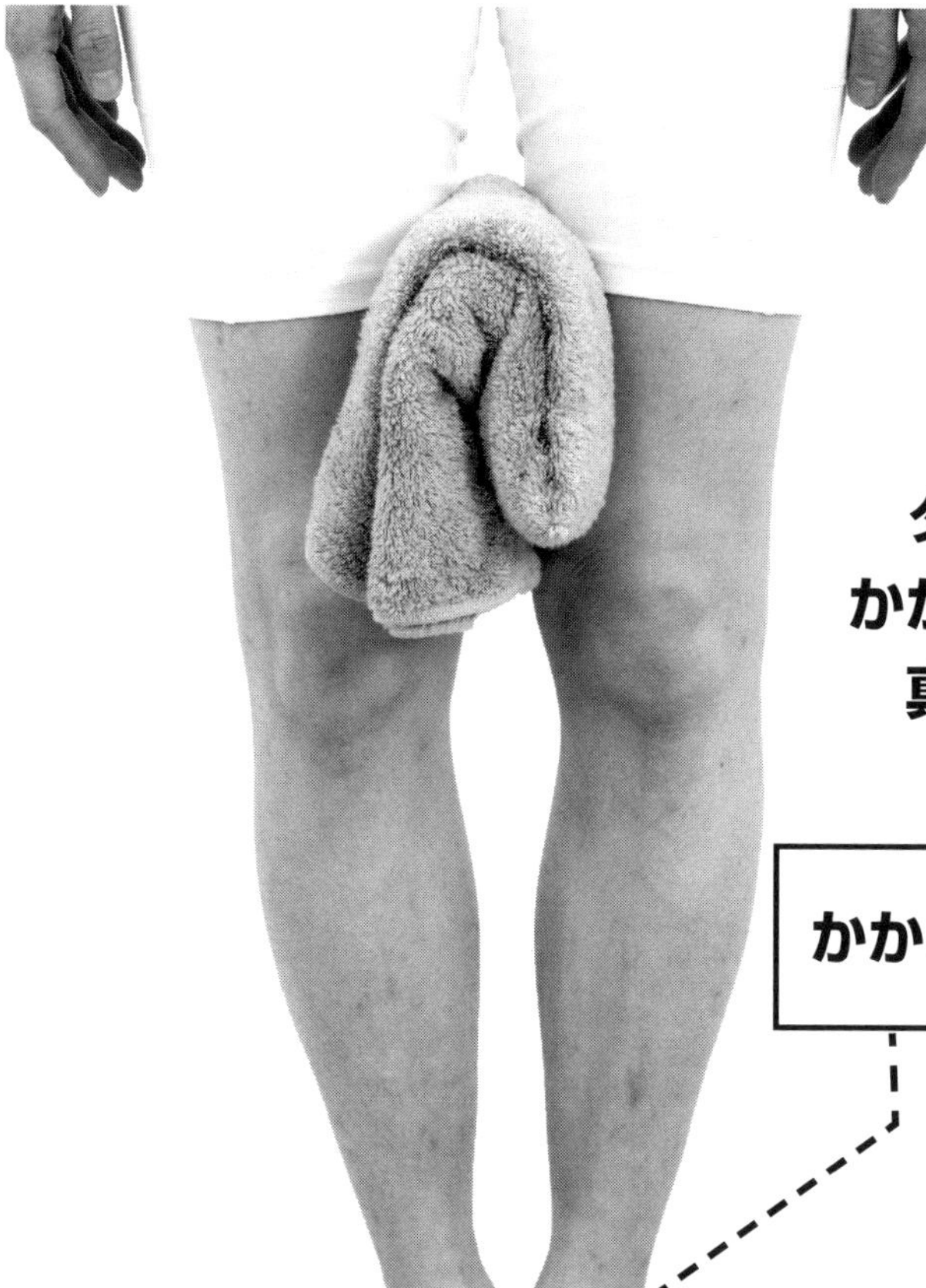

1

**ひざの間に
タオルを挟み
かかとをつけて
真っすぐ立つ**

かかとをつける

**1日
3セット**

ひざが
痛むときも

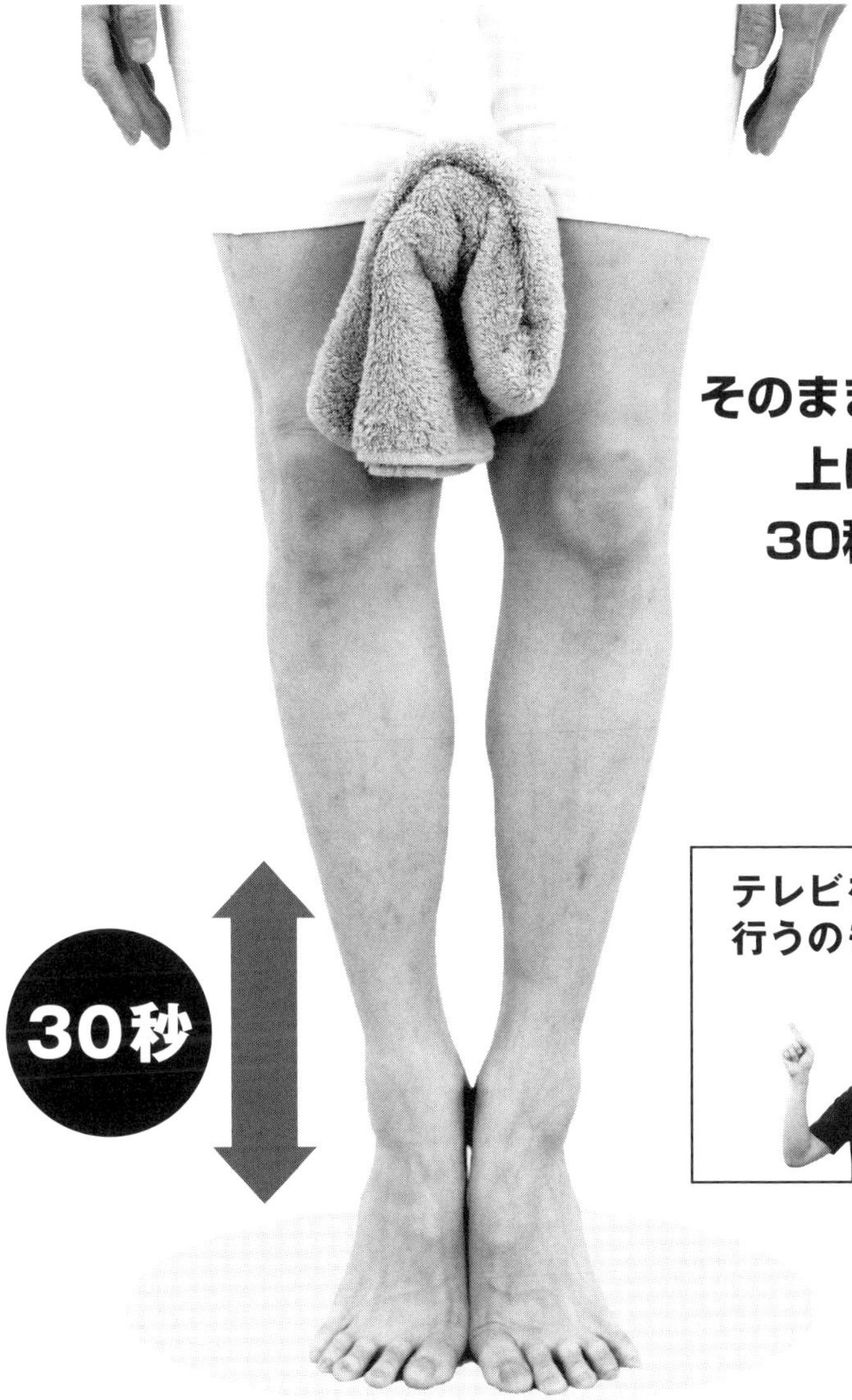

2

そのままかかとを
上げ下げする
30秒繰り返す

テレビを観ながら
行うのもいいですね

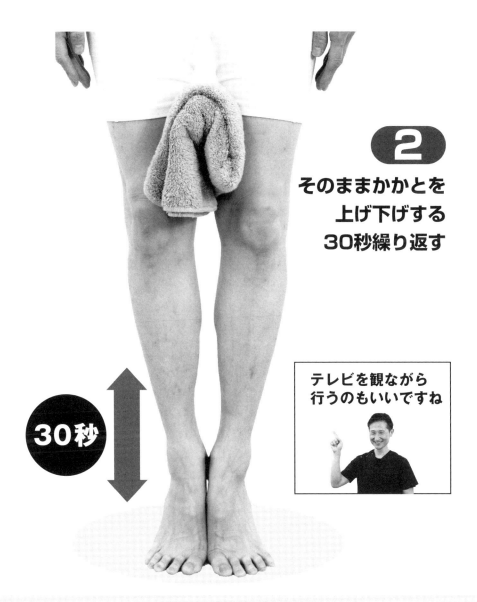

動画で確認

【半膜様筋のセルフケア④】

足のコブシ上げ

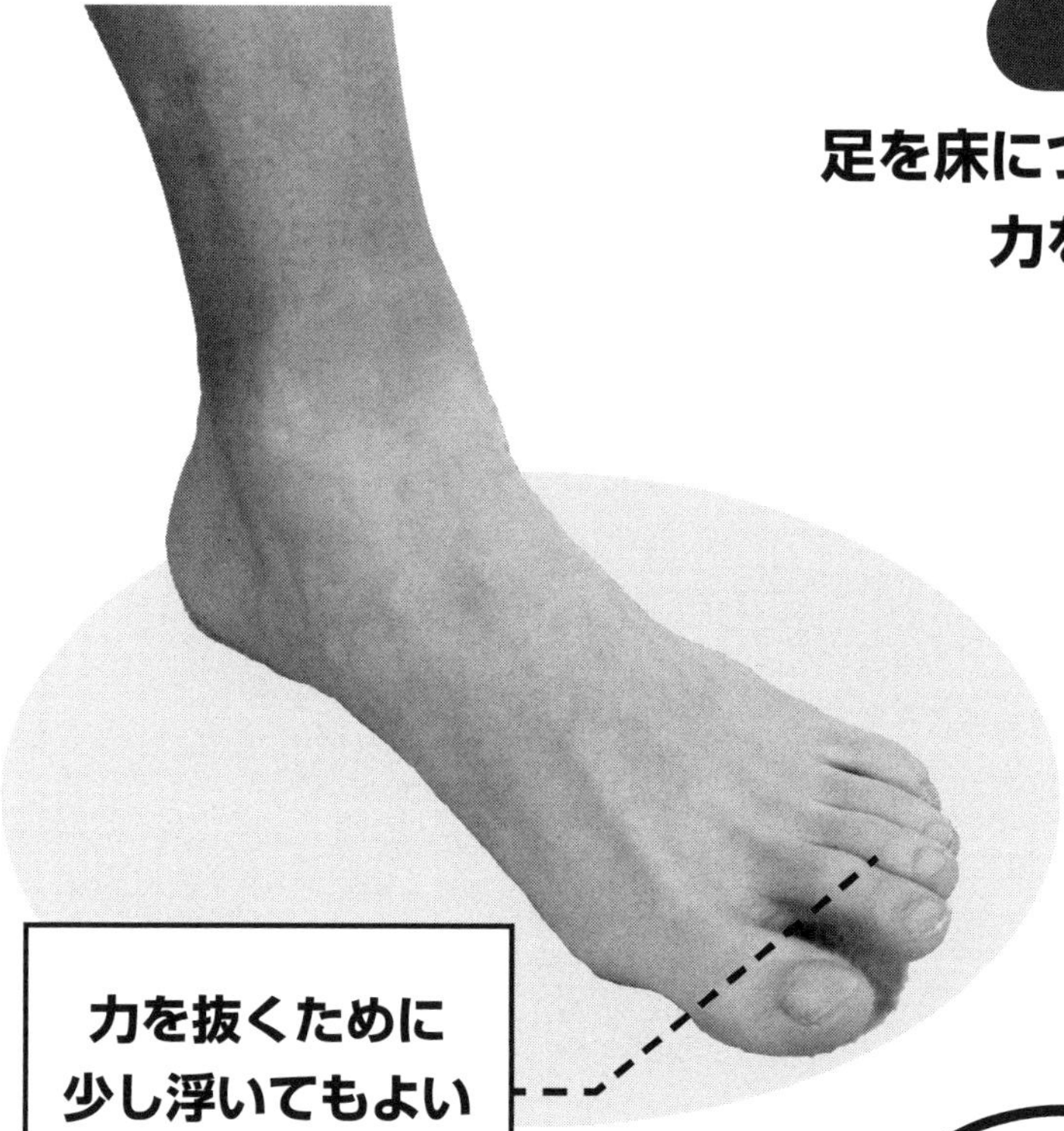

1

足を床につけて力を抜く

力を抜くために少し浮いてもよい

扁平足の改善に効果的なケアです

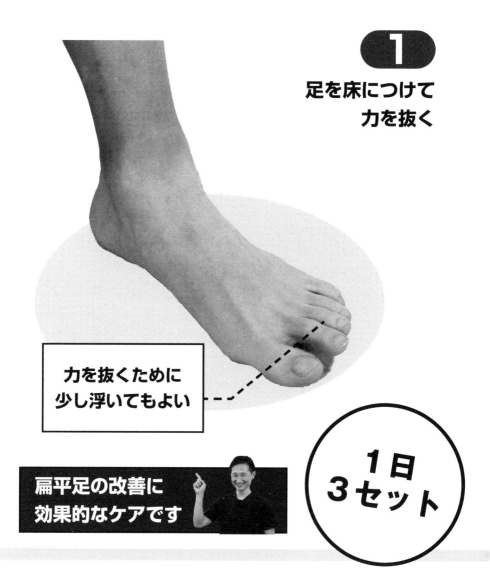

1日 3セット

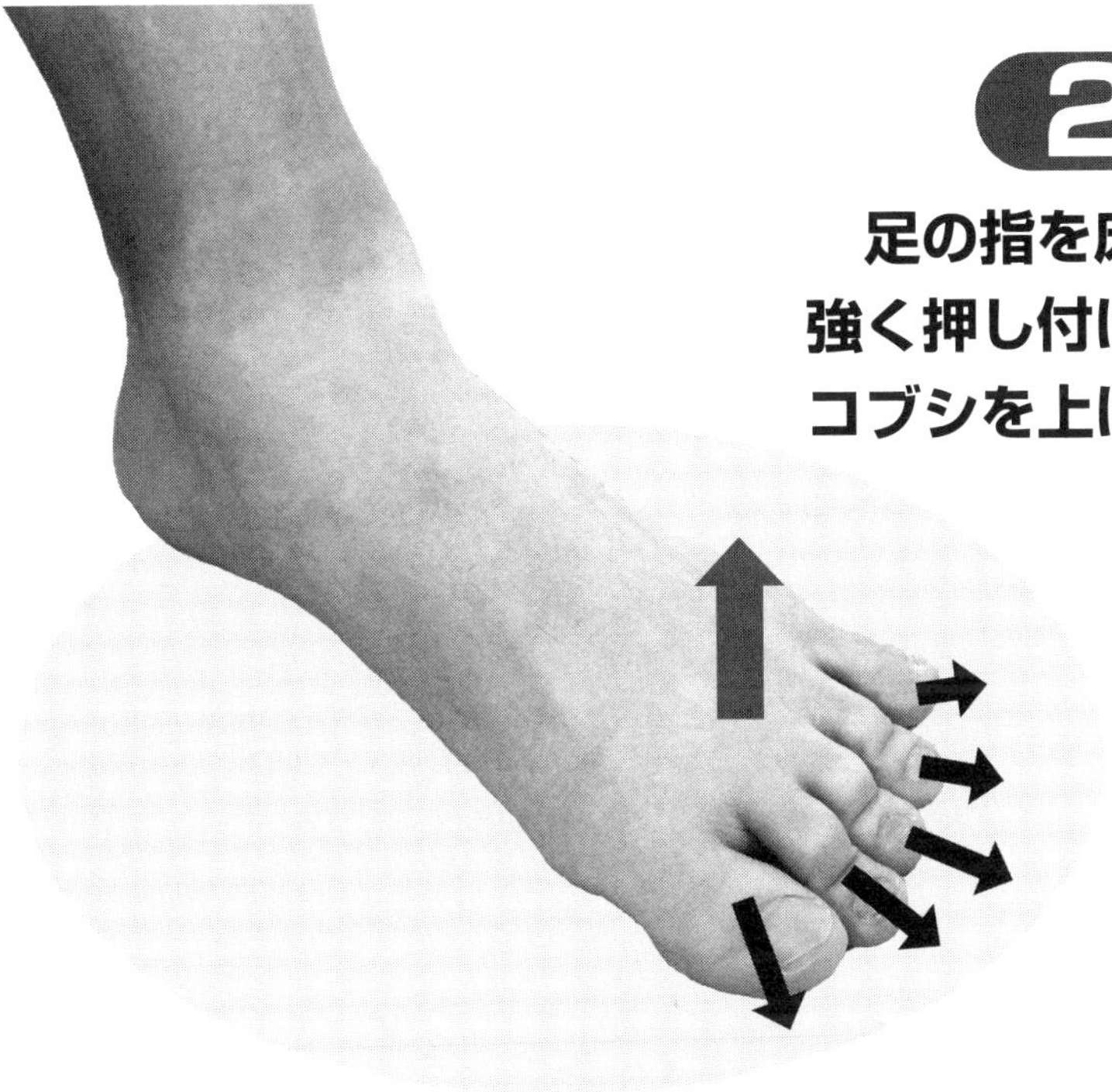

2

足の指を床に強く押し付けてコブシを上げる

足のコブシ

足の指の第３関節にあたる部分。足の指の腹を押し付けると上がってくる。

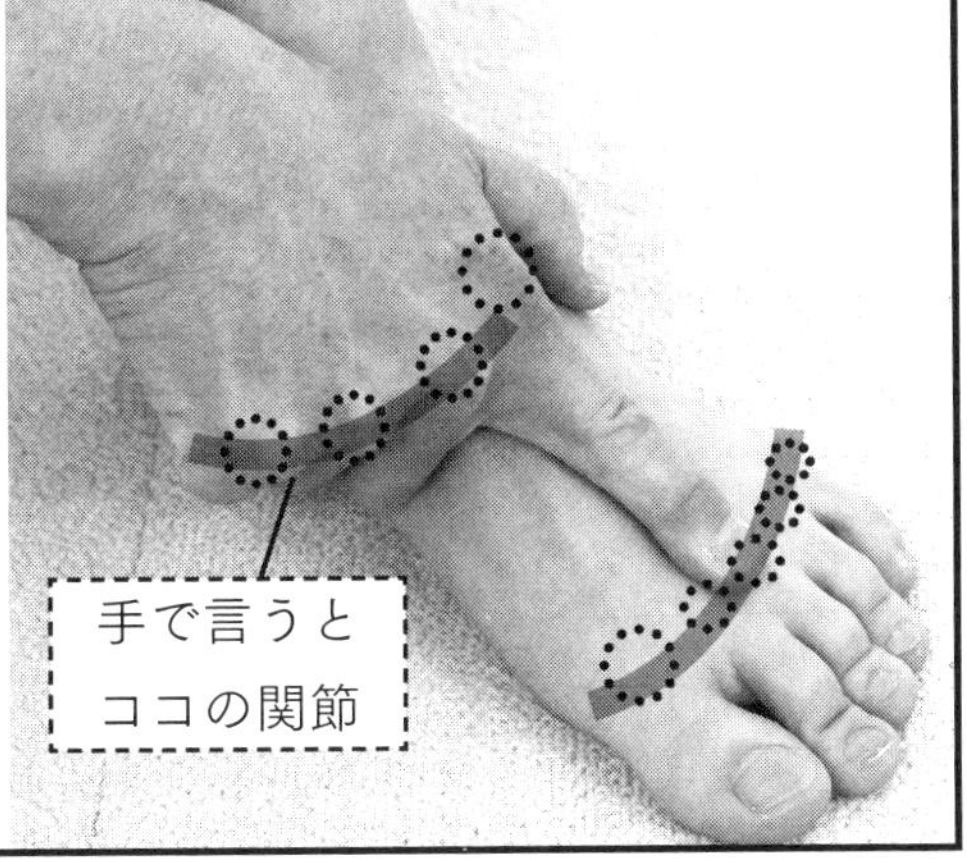

動画で確認

【半膜様筋のセルフケア⑤】

テーピング

1

ひざの内側に
お皿のやや下方から
裏側に向けて巻く

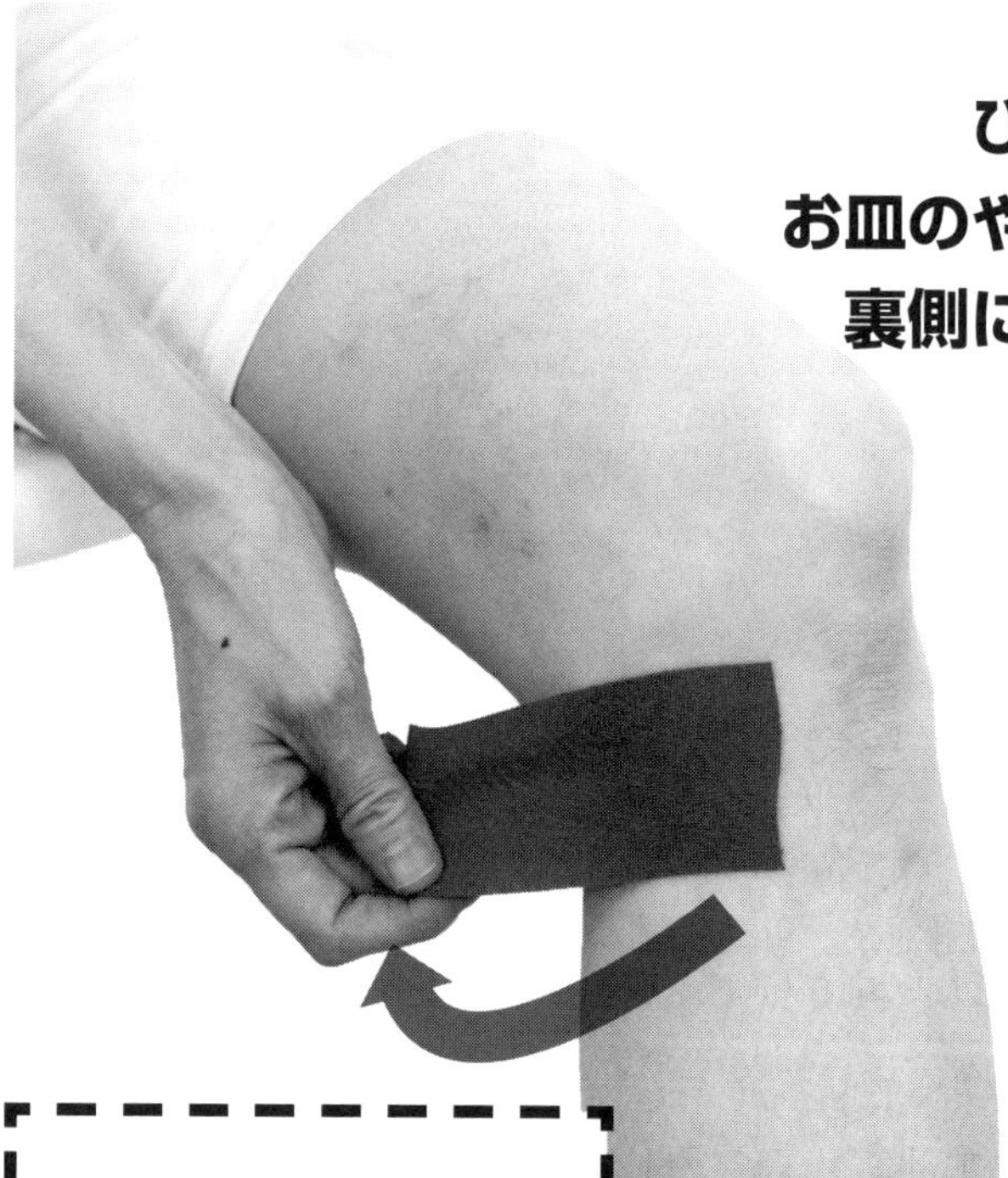

テープ・湿布は
「ゆるすぎず
引っ張りすぎず」
のきつさで巻く

湿布や
テープを
巻く際に

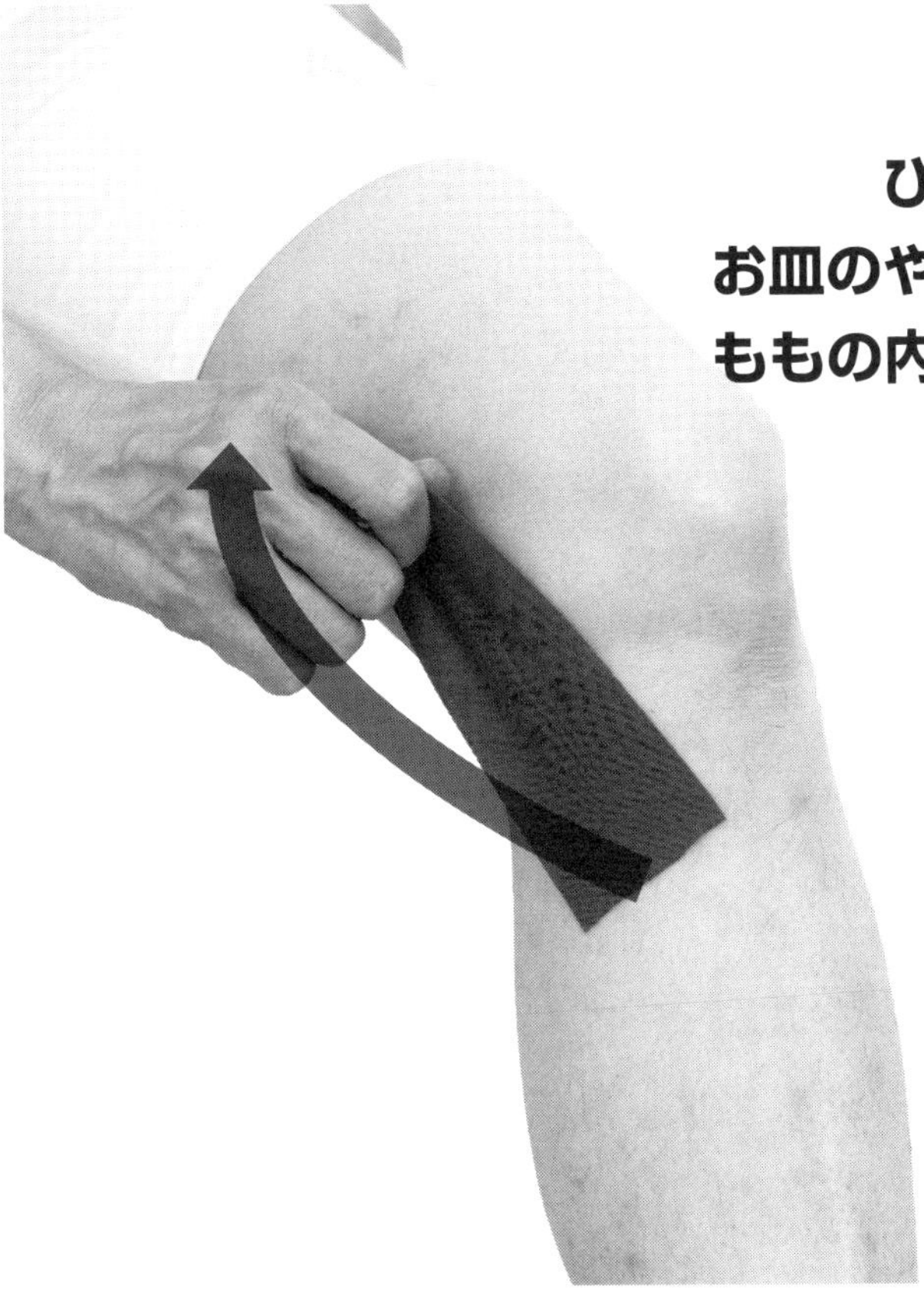

2

ひざの内側に
お皿のやや下方から
ももの内側にかけて
縦に巻く

2パターンのうち、
自分でやりやすい方を選んで
もらえればOKです

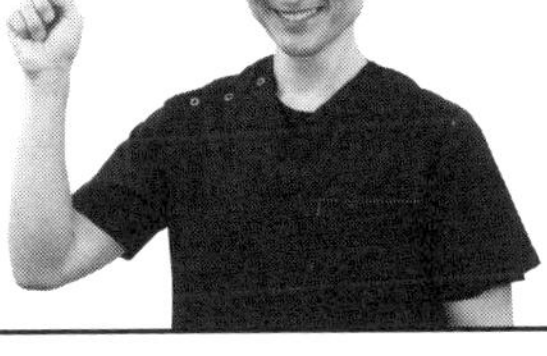

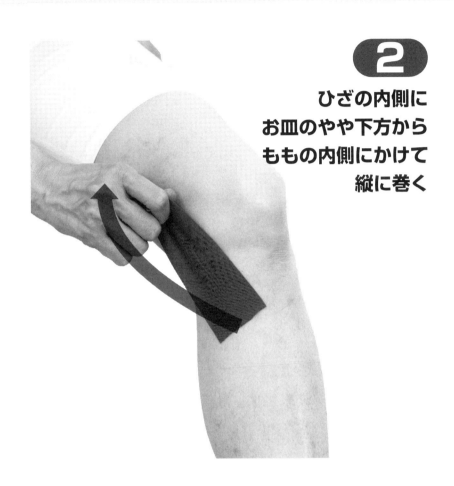

03

ひざ内側の関節包のセルフケア

この部位は、「ひざ関節の内側で、お皿側でもひざ裏側でもなく、**真ん中あたりが痛む**」という人、そのうえで膝蓋下脂肪体のセルフチェックに該当しなかった人のひざ痛の原因になっていると考えられます。

関節包とは、文字通り**ひざ関節を包み込む柔らかい袋状の組織**です。関節包の中には滑膜《かつまく》という組織があり、そこから関節液（滑液《かつえき》）という粘り気のある液体を作ってひざ関節内部に巡らしています。関節液はヒアルロン酸を多く含みます。

その**ひざ内側の関節包には多数の神経が通っており、ここに脂肪や繊維といった組織が入り込むことで炎症が起きます**。そして硬くなり、曲げ伸ばしがしづらくなってしまいます。

この痛みに対しても、関節包に入り込んだ脂肪を押し出し、柔らかくすることで痛みが軽減されていきます。また、関節包の空間を広げる動作も有効です。

セルフケアの目的

①関節包に入った組織を押し出す

炎症を起こす脂肪や繊維といった組織を、ひざ関節を包み込む関節包から押し出す。

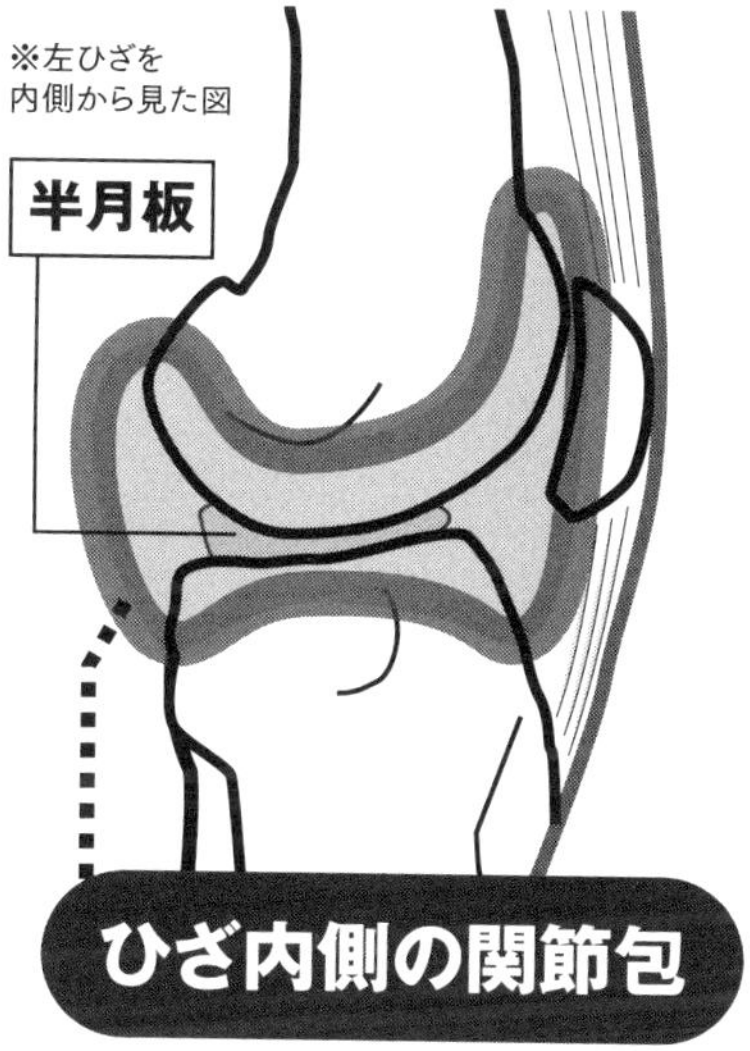

②関節包を柔らかくし空間を広げる

関節包自体を柔らかくして内部の空間を広げることで、ひざの曲げ伸ばしがしやすくなる。

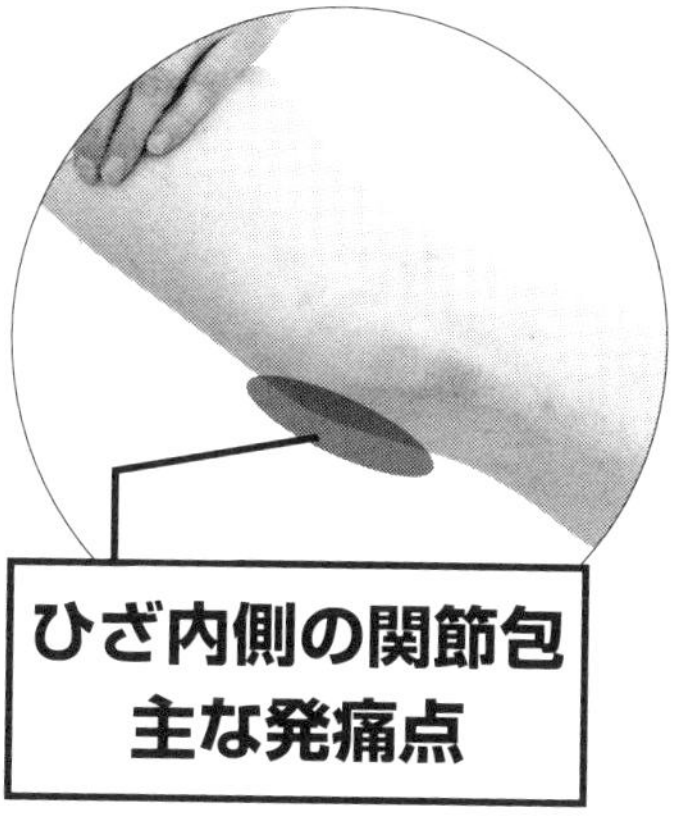

動画で確認

【ひざ内側の関節包のセルフケア①】

脂肪流し

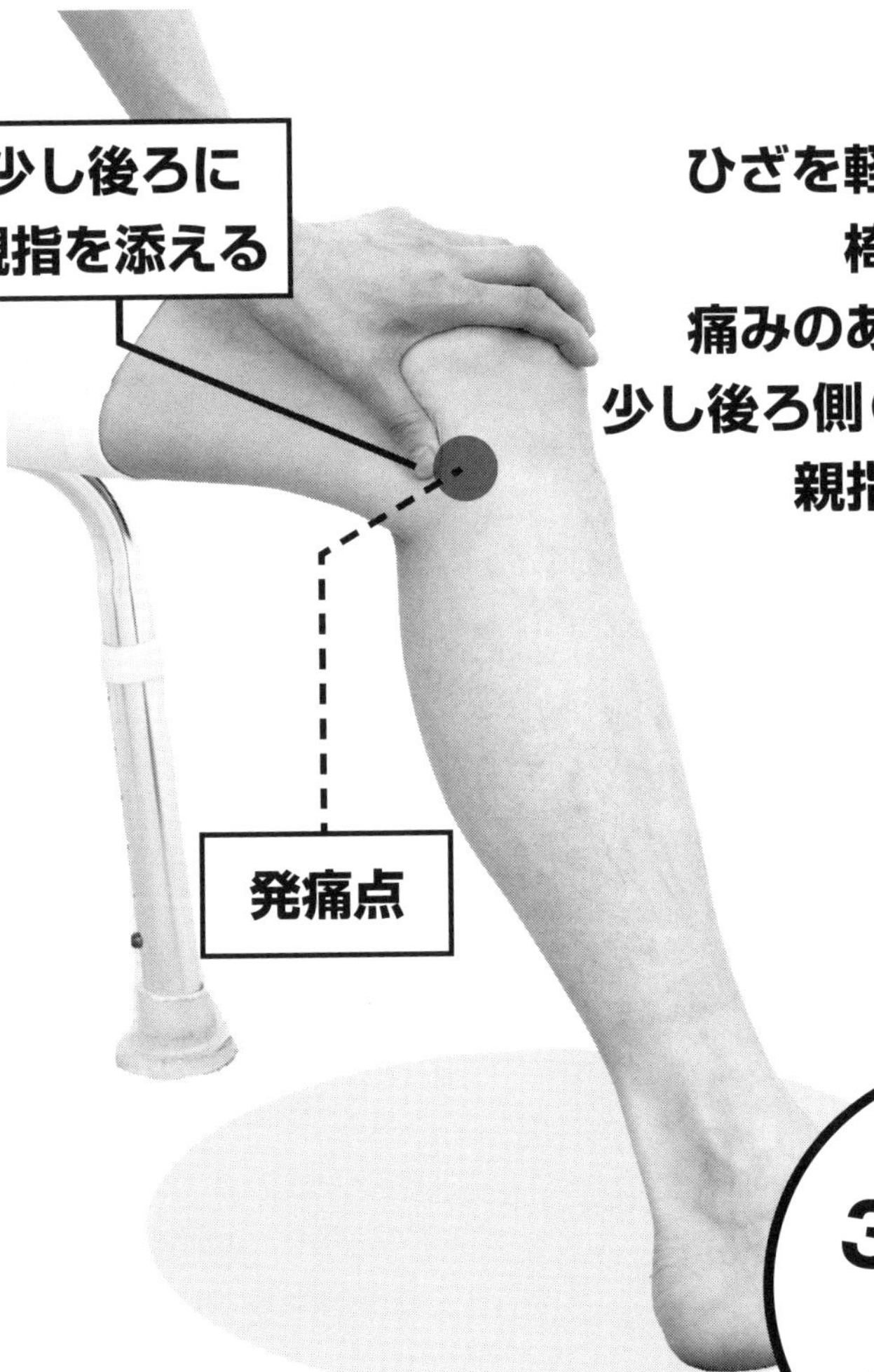

1

ひざを軽く曲げて
椅子に座り
痛みのある場所の
少し後ろ側（ひざ裏側）に
親指を添える

1日
3セット
ひざが
痛むときも

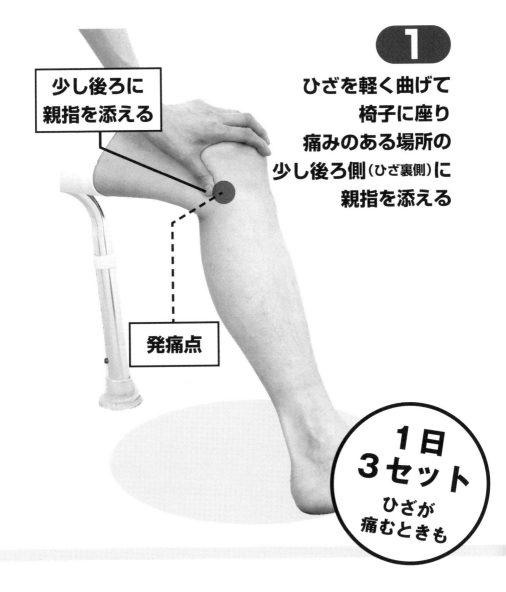

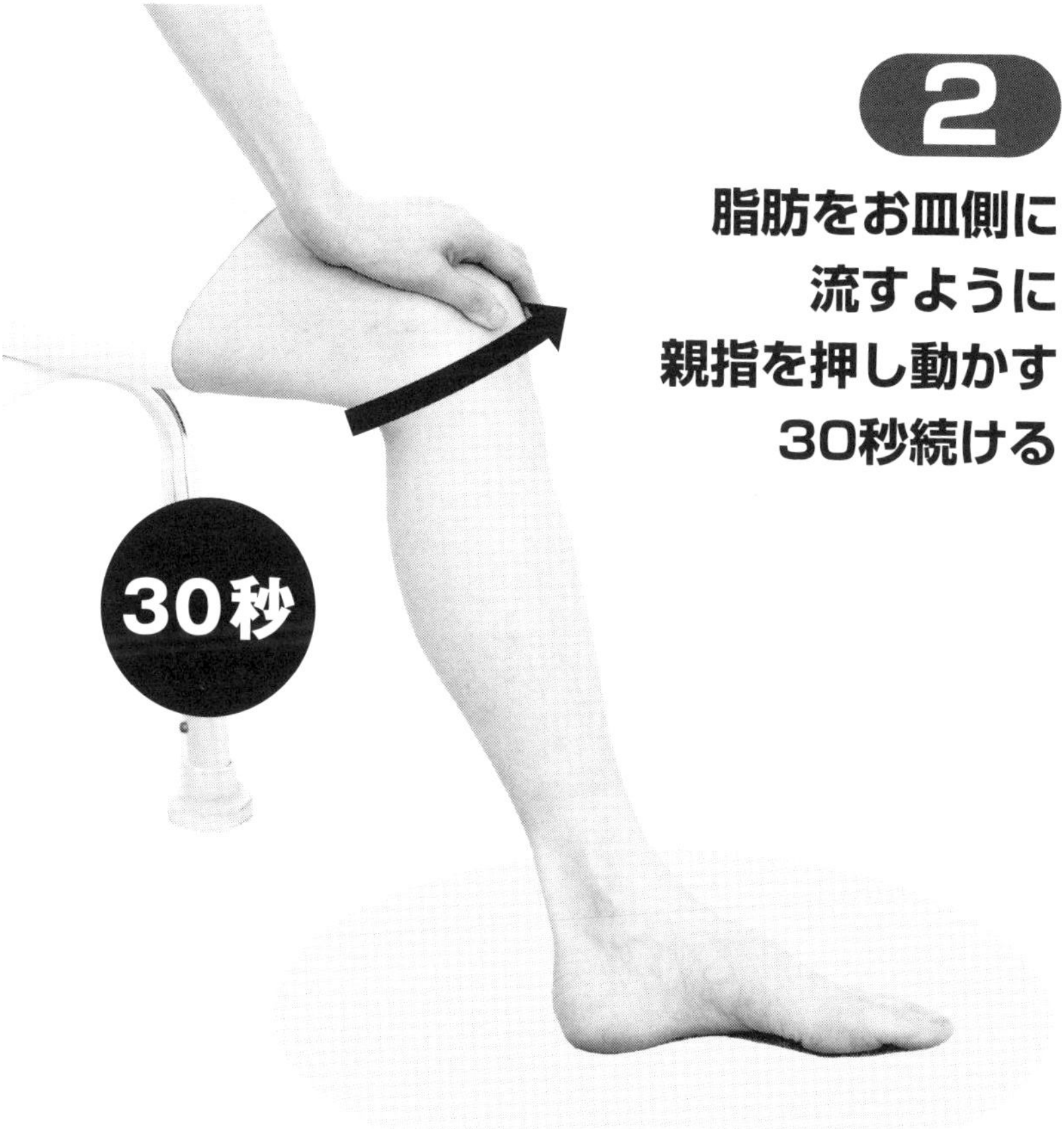

2

**脂肪をお皿側に
流すように
親指を押し動かす
30秒続ける**

**関節包と半月板の間に
入り込んだ脂肪や繊維を
滑走させるイメージで！**

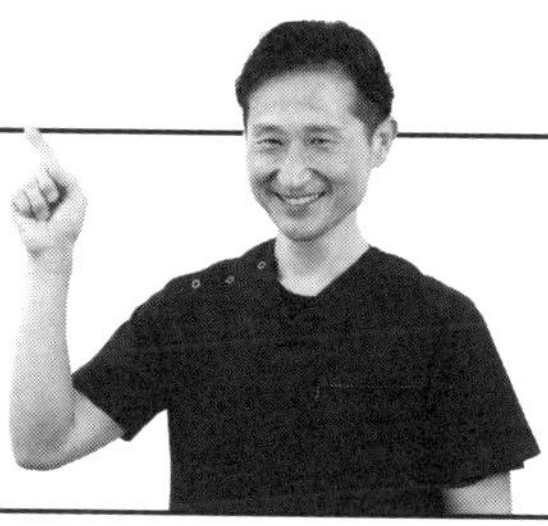

動画で確認

【ひざ内側の関節包のセルフケア②】

関節包上げ

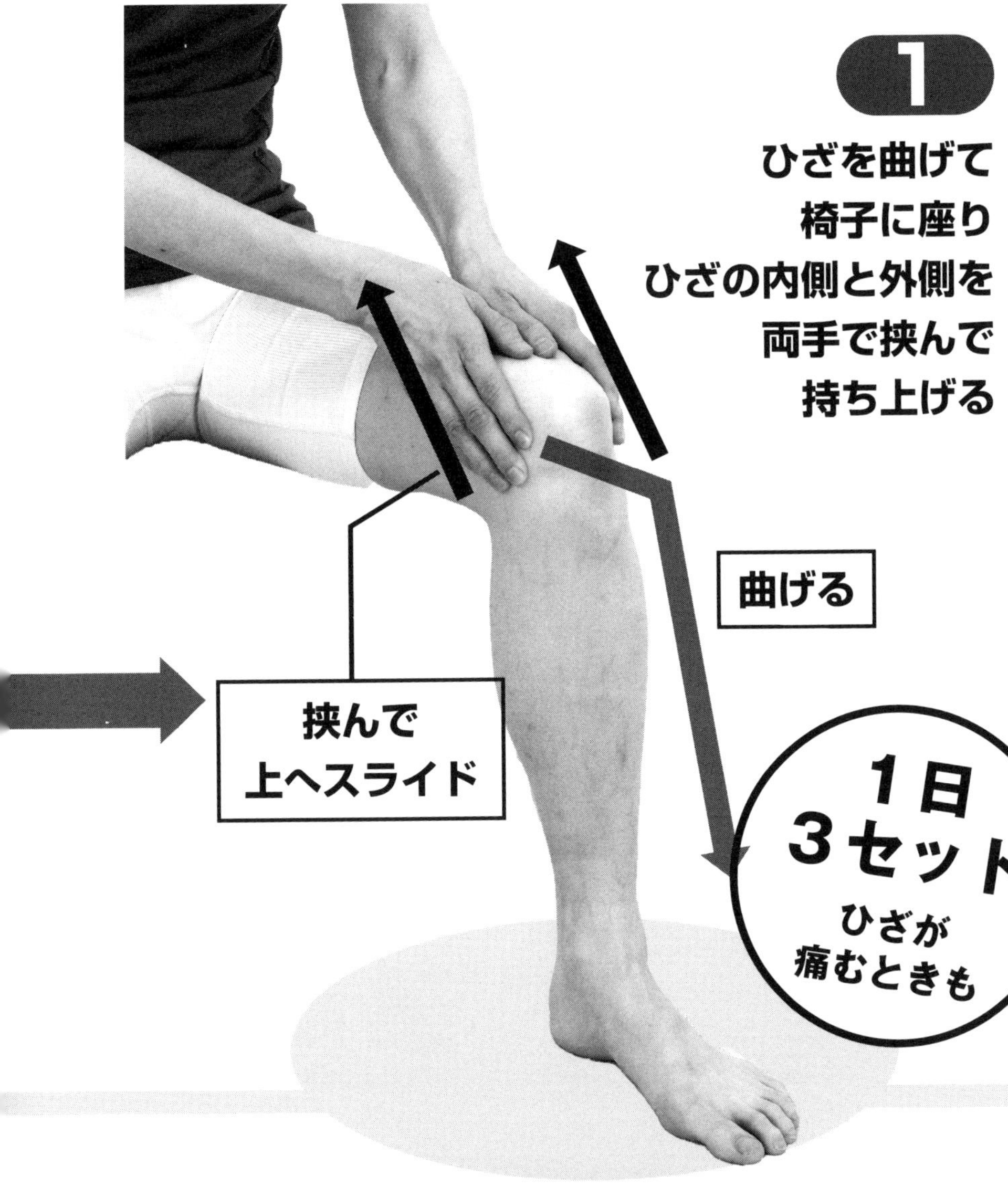

1
ひざを曲げて
椅子に座り
ひざの内側と外側を
両手で挟んで
持ち上げる
曲げる
挟んで
上へスライド
1日
3セット
ひざが
痛むときも

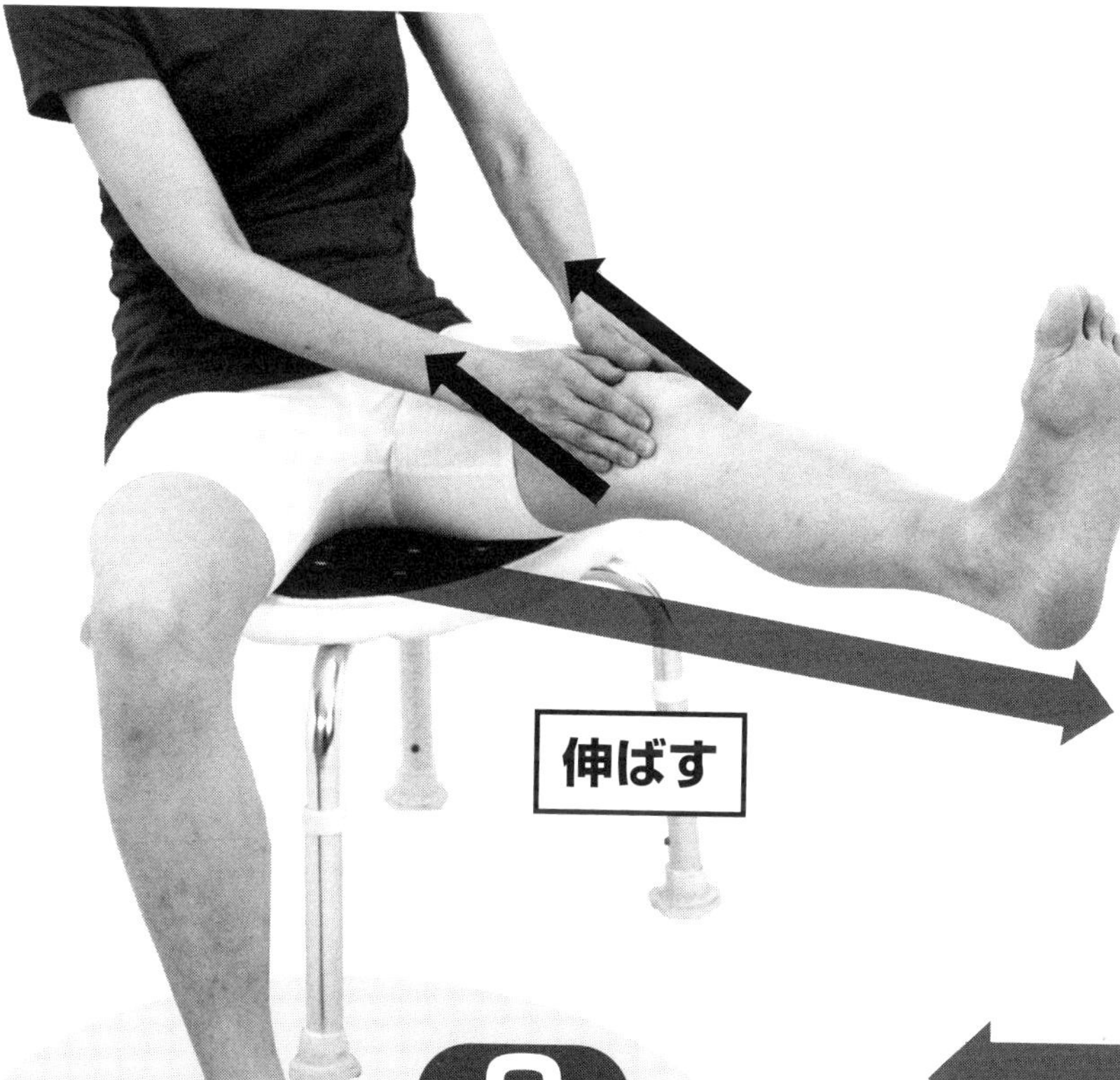

2

持ち上げたまま
ひざを真っすぐ伸ばしきる
曲げ伸ばしを
10回繰り返す

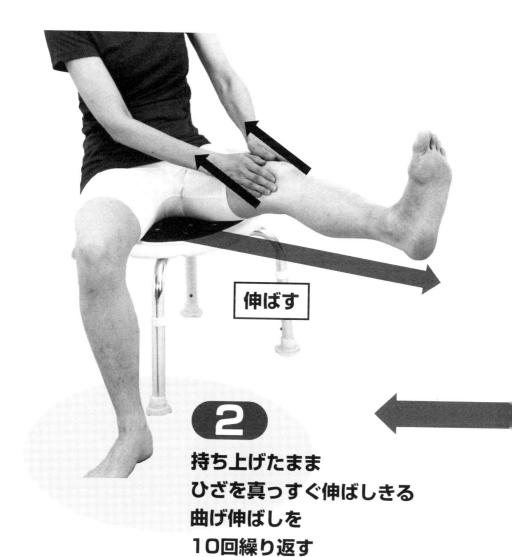

動画で確認

【ひざ内側の関節包のセルフケア③】

ねじり屈伸

1

ひざのお皿より
やや下を
両手で持ち
内側にねじる

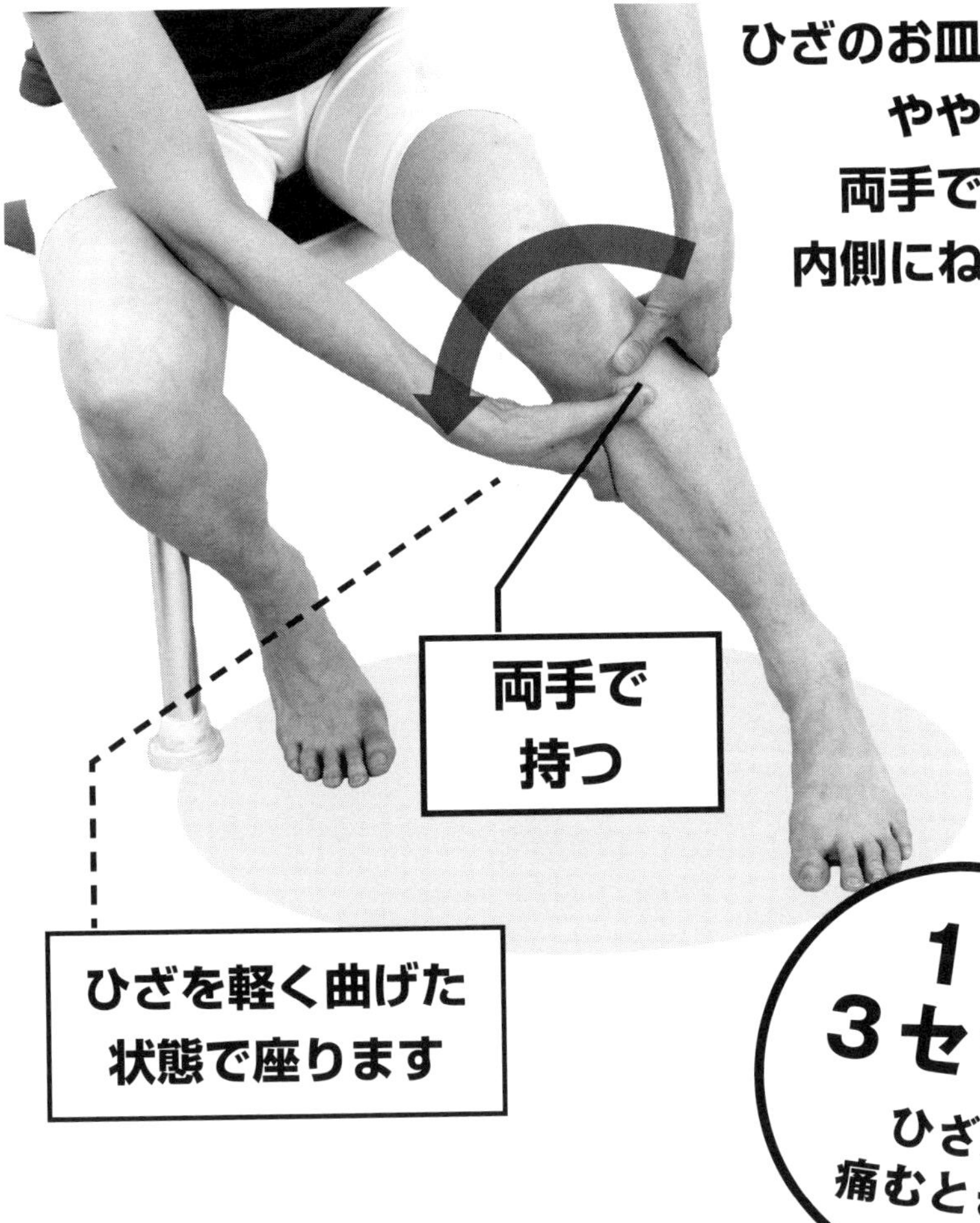
両手で
持つ
ひざを軽く曲げた
状態で座ります

1日
3セット
ひざが
痛むときも

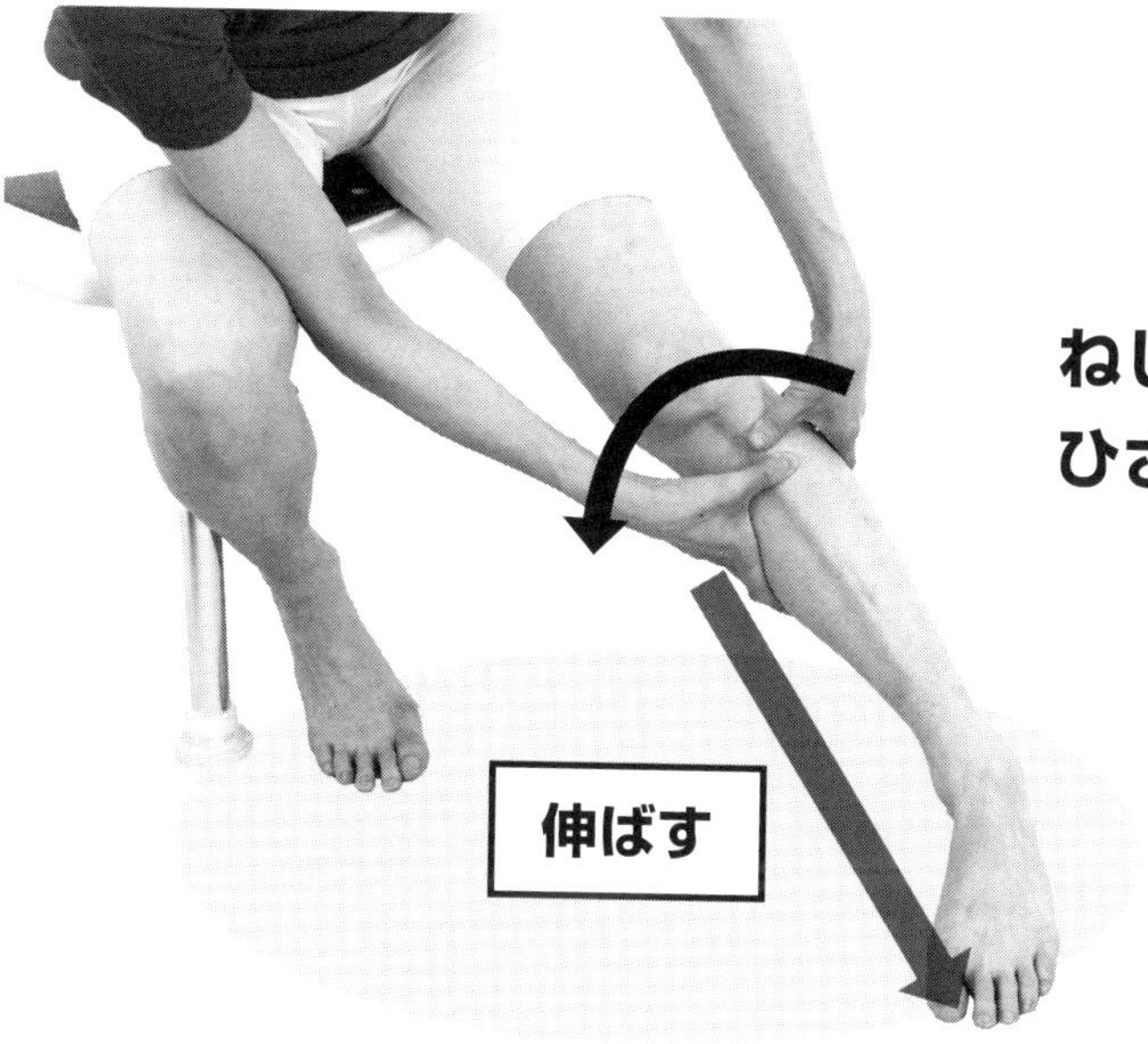

2

**ねじったまま
ひざを伸ばす**

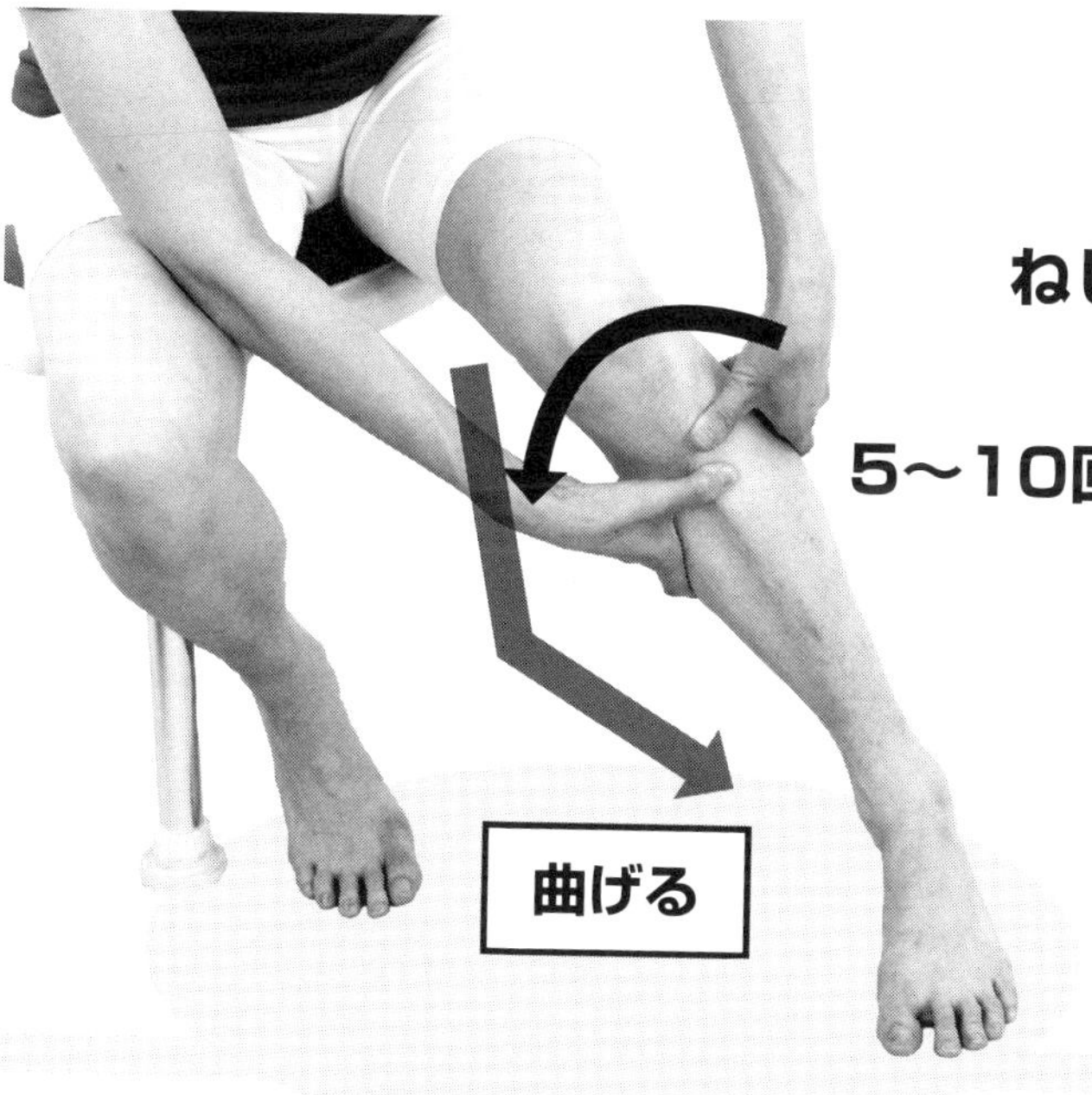

3

**ねじったまま
元に戻す
5〜10回繰り返す**

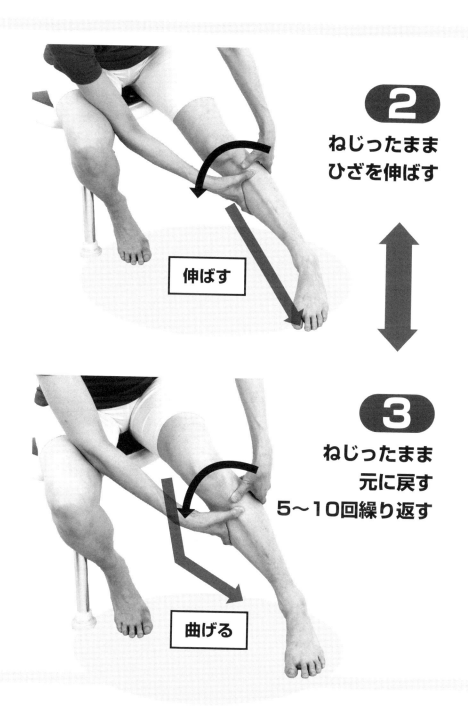

04

膝窩脂肪体のセルフケア

変形性膝関節症の方の中には、「ひざの裏が痛い」という人が少なくありません。

ひざの裏には**血管や神経がたくさん通っているため、脂肪組織**で埋め尽くされています。これが「膝窩脂肪体」です。膝蓋下脂肪体と同様にこの脂肪が硬くなると、神経や血管の滑りが悪くなるため、痛みを出すことがよくあるのです。また、ひざの曲げ伸ばしにも制限がかかることがあります。

この痛みを改善する方法も、**「脂肪体を柔らかくすること」**となります。ひざの裏をマッサージした後に痛みが明らかに和らいだり、ひざの曲がる角度が著明に変われば、膝窩脂肪体が痛みの原因だと判断できるということです。単に痛みがあるか、痛みがとれたかというだけでなく、**「曲がる角度がどのくらい変わったか」も重要な判断基準となります。**今日より明日、明日より明後日と改善するようにセルフケアを継続してあげてください。

セルフケアの目的

①膝窩脂肪体を柔らかくする

ひざの裏にある脂肪体を揉んだり動かしたりして柔軟性を取り戻す。

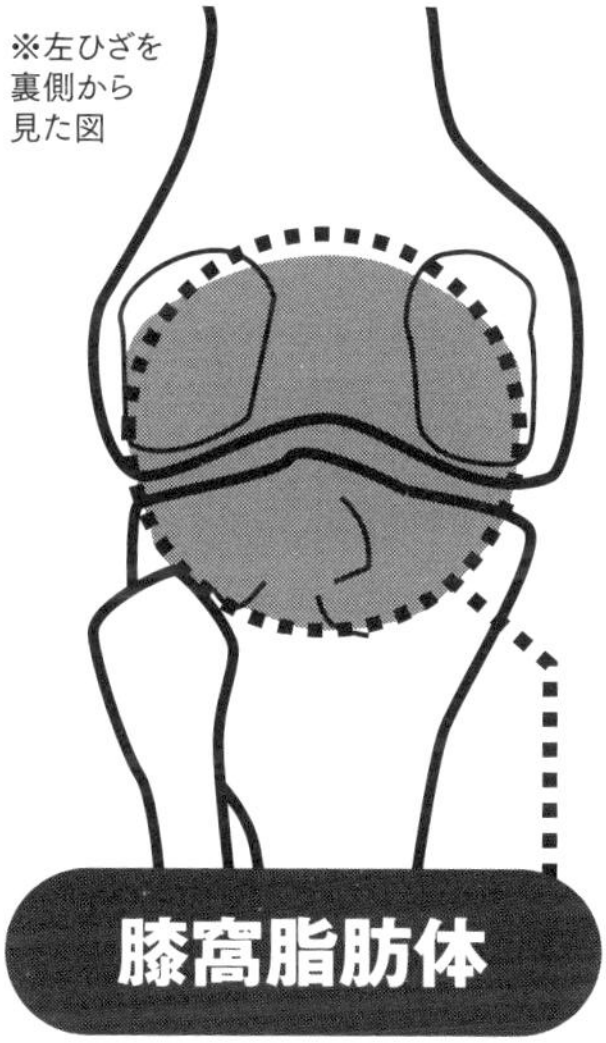
※左ひざを裏側から見た図
膝窩脂肪体

②柔らかくしてひざを屈伸する

ひざ裏の柔軟性が失われていると、ひざの曲げ伸ばしに制限がかかる。柔らかくしながら曲げ伸ばしも行う。

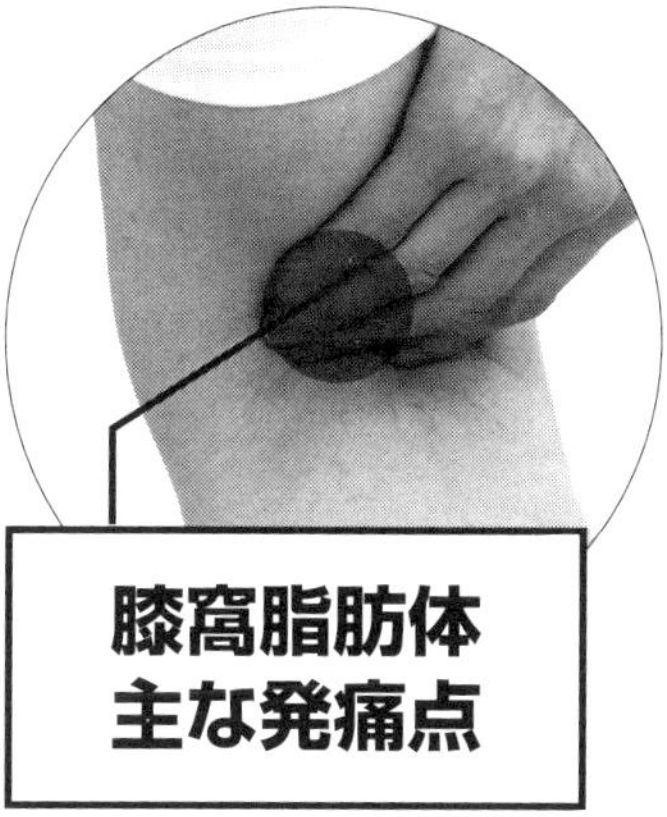
膝窩脂肪体
主な発痛点

動画で確認

【膝窩脂肪体のセルフケア】

脂肪体マッサージ+屈伸

1

ひざを軽く曲げて
椅子に座り
ひざの裏を
脂肪を揉みしだく
イメージで
30秒揉む

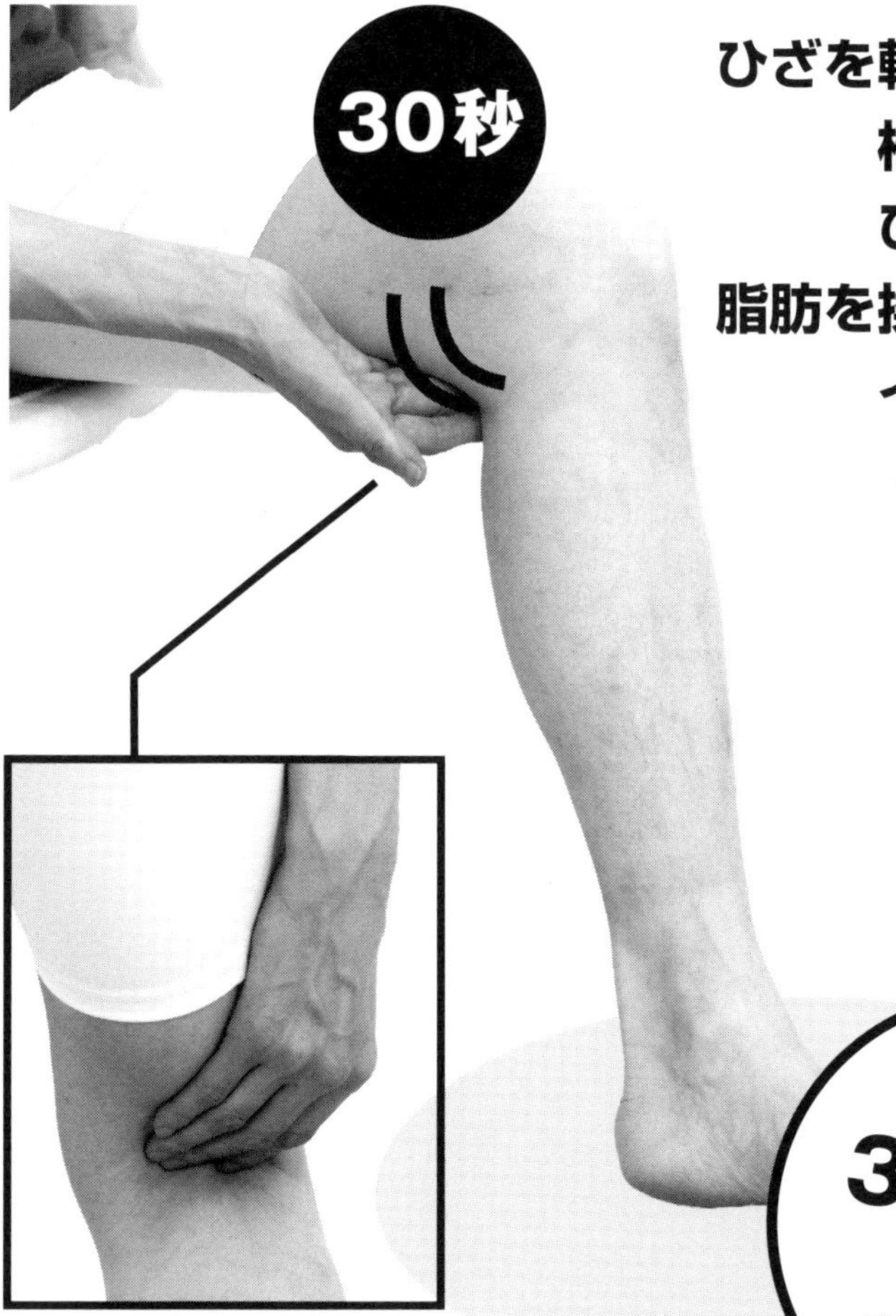

裏から見た図

1日3セット
ひざが痛むときも

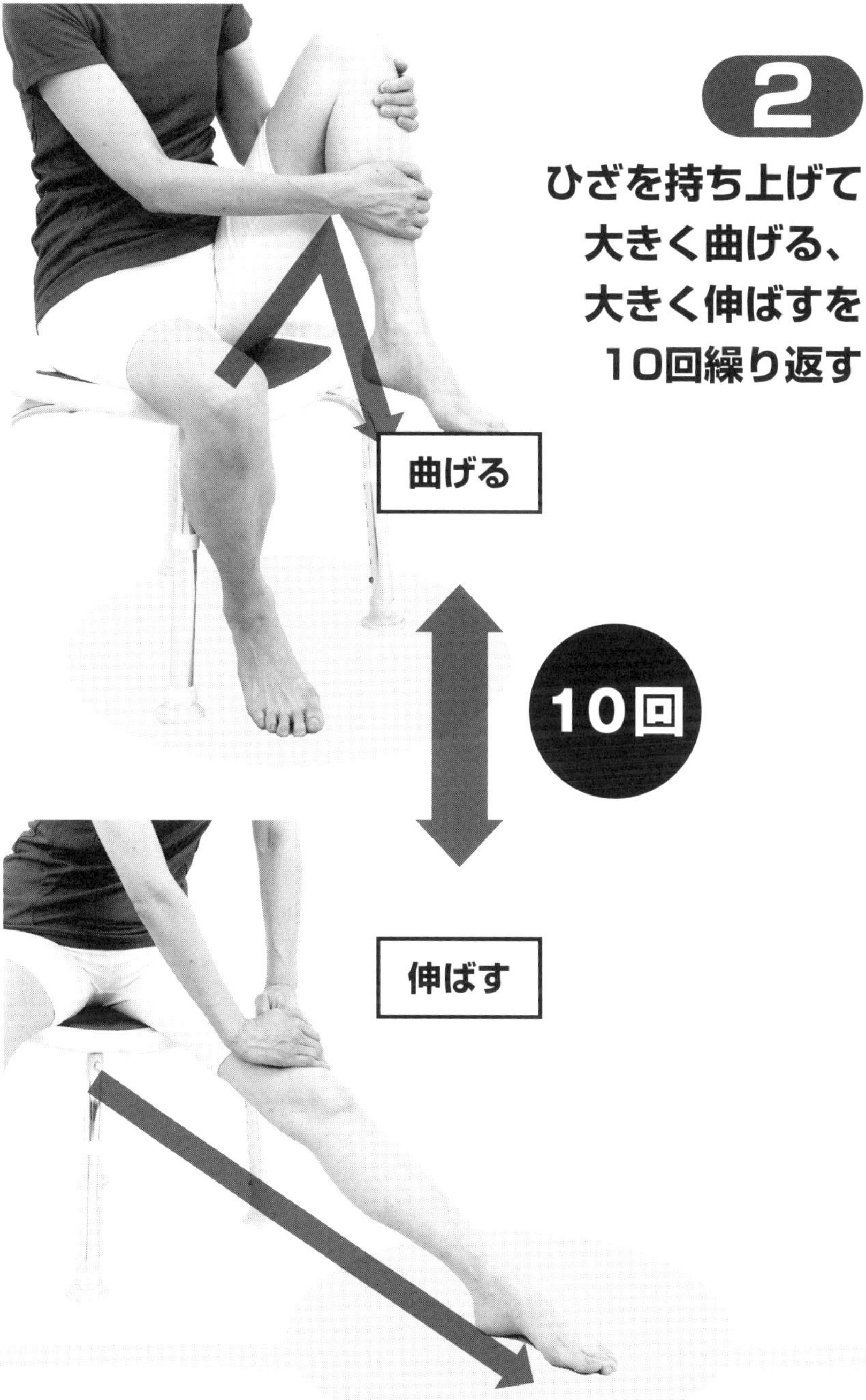
2
ひざを持ち上げて
大きく曲げる、
大きく伸ばすを
10回繰り返す
曲げる
10回
伸ばす

05

ひざ全体へのセルフケアのすすめ

ひざの各組織は連動している

ここまで、ひざ痛の主な原因となっている4つの組織に対するセルフケアを紹介しました。どれも簡単にできるものですので、毎日少しずつ、テレビを観ているときやお風呂上がり、朝起きたとき、寝る前など1分だけ時間をつくって行ってみてください。

セルフチェックによって判明した自分の痛みの原因となっている組織のケアは、おそらくみなさんしっかり行ってくださると思います。

もし**余裕のある方は、自分の原因以外の3つに対するケアにも取り組んでいただきたいと思います**。

というのも、ひざの痛みの主な原因は移り変わっていくものだからです。たとえば最初はひざの前面が痛く、膝蓋下脂肪体が原因であるとしてマッサージなどケアを行います。それにより痛みが改善されても他の部位に痛みが出るようになったり、別の部位で曲げ伸ばしに制限を感じるようになることはよくあるのです。

「そんなの終わりがないじゃないの」と思われるかもしれません。しかし、痛みの主な原因が変わるということは、最初の痛みの原因は解消されたということです。**「原因が1つ改善された」という自信を持って、もう一度セルフチェックを行い新たにセルフケアを行っていけば、ひざ全体の状態が良くなるでしょう。**

ずっとつらいひざ痛を抱えていた場合、たった1つの部位（組織）のみに不具合があるわけではなく、1カ所の不調に連動するように周辺の組織も徐々に不具合を起こしているものです。長い年月をかけて蓄積した痛みを少しずつほぐしていくようにケアを継続してみましょう。

そういうわけで、余裕があればひざ全体をまんべんなくケアすることをおすすめします。もちろん、痛みが強ければ無理はせずできる範囲で行ってくださいね。

症例 3

「山歩きもできるように！」

元々アウトドアが好きで、足腰は強いと自負していました。けれど50代の終わり頃、山歩きをした後に足がとても重く、疲れを感じるようになりました。ひざ痛はなかったので湿布をしたりひざの水抜きをしてもらうといった対症療法でしのいでいましたが、改善は見られず、漠然と「手術」という言葉が頭に浮かび始めました。レントゲン検査では「強度の変形性膝関節症」と診断されていました。

60歳になった頃、別の整形外科で「手術は最終手段、人工関節を入れても良くなるとは限らない。あなたはまずリハビリに取り組むべきだ」と言われ、紹介していただいたのがリハビリ科にいらした園部先生です。

園部先生には「正しい歩き方」から指導していただきました。1カ月もすると背中やひざが伸びている感覚がわかり、足元が軽くなりました。正しい歩き方を意識すると同時に、ひざのセルフケアも行うことでよりひざが伸びやすく、曲がりやすくなったと感じています。

歩けることで、ひざ周りの筋肉も衰え知らず。「手術」という言葉を考えることもなくなり、前向きに日々を送れています。（Yさん・女性68歳）

第4章
ひざ痛予防のための
デイリーケア

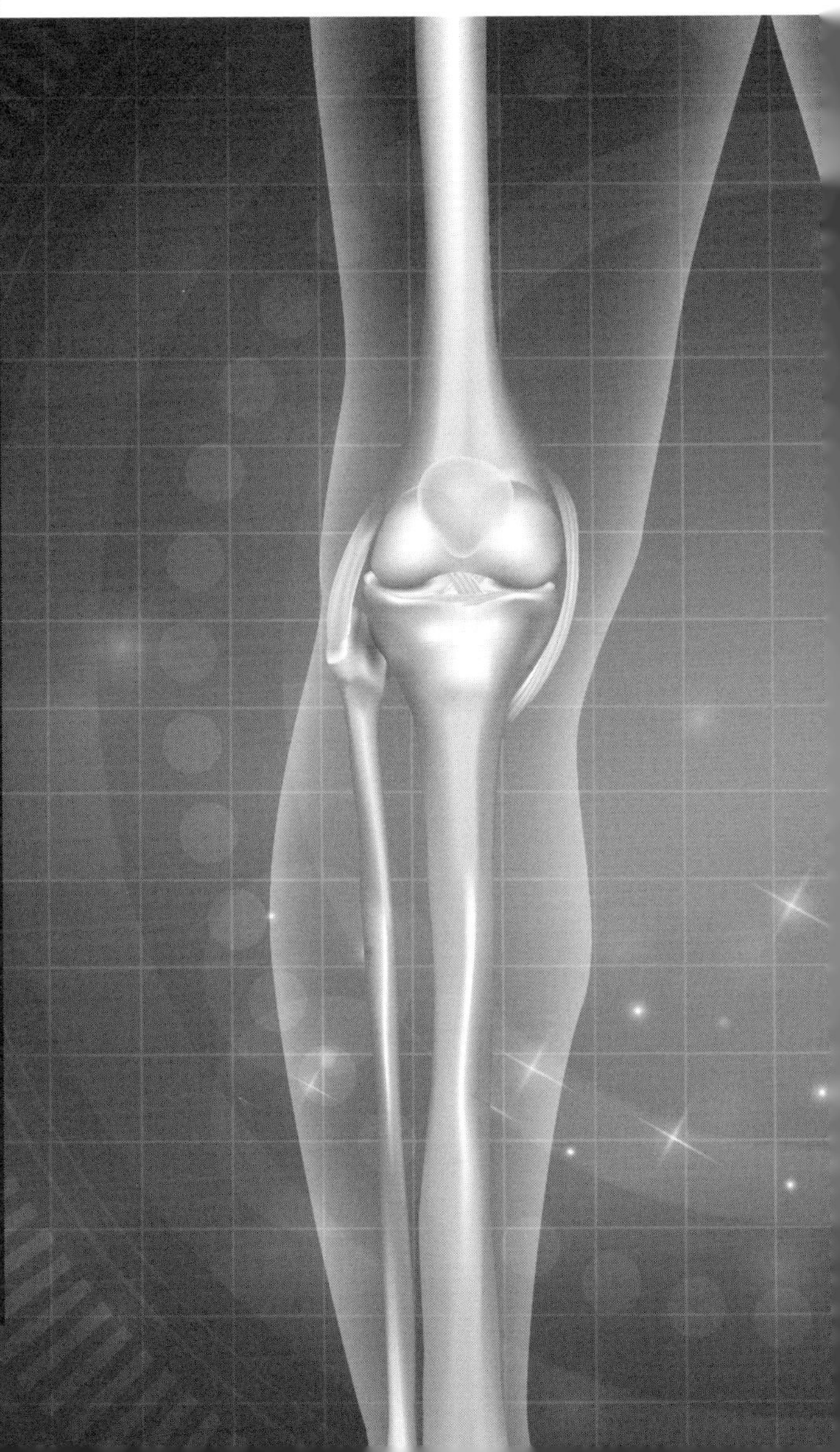

01

やわらかい筋肉と関節でひざが痛まない体を作る

すべての生き物は、年を重ねるに従い運動能力が落ちます。人間の場合は40歳を過ぎると、毎年1％ずつ筋肉量が低下するということもさまざまな研究結果からわかっています。

しかし、これは「何もしなければ」という場合です。反対に言えば、**エクササイズなどを行うことで柔軟性も筋力も保つことができるのです。**

エクササイズといっても、スポーツジムに通ったり水泳に通ったりという特別なことが必要なわけではありません。日常の中で誰でもできる簡単なエクササイズを行うだけで、運動能力の低下を防ぐことができるのです。

「運動能力の低下」は、「柔軟性や筋力、バランス能力の衰え」と言い換えることができます。その状態を象徴するのが「体が硬くなる」です。ひざ関節が硬くて曲がらない、足が大きく上がらない、背中や腰が曲がったまま固まっている……いずれも高齢者の多くに当てはまるでしょう。

なぜ体が硬くなるのかというと、筋肉や靱帯《じんたい》、腱、脂肪体といった弾力のある軟部組織に含まれる成分が失われていくからです。コラーゲンやエラスチンなどのたんぱく質が減少して弾力がなくなり硬い組織に変化してしまいます。それにより、ひざ、腰、背中といった関節は正しい位置を保てず変形してしまい、バランスの悪い体になってしまうのです。

正しく立ち、座り、歩く

体が硬くなったり変形したりすることで、運動効率が非常に悪くなったりどこか圧迫される部位が出てきたりして、痛みが生じやすくなります。**正しい姿勢で立ち、座り、歩くことができれば痛みを感じることはほとんどありません。**生じた痛みに対して治療をすることも効果的ですが、「ひざに痛みが生じにくい体」を作ることができたら、もっと日々のストレスから解放されると思いませんか？

これから紹介する簡単なエクササイズで、ひざに痛みが生じにくい体を作ってあげてください。

【デイリーケア①】

ひざの曲げ伸ばし

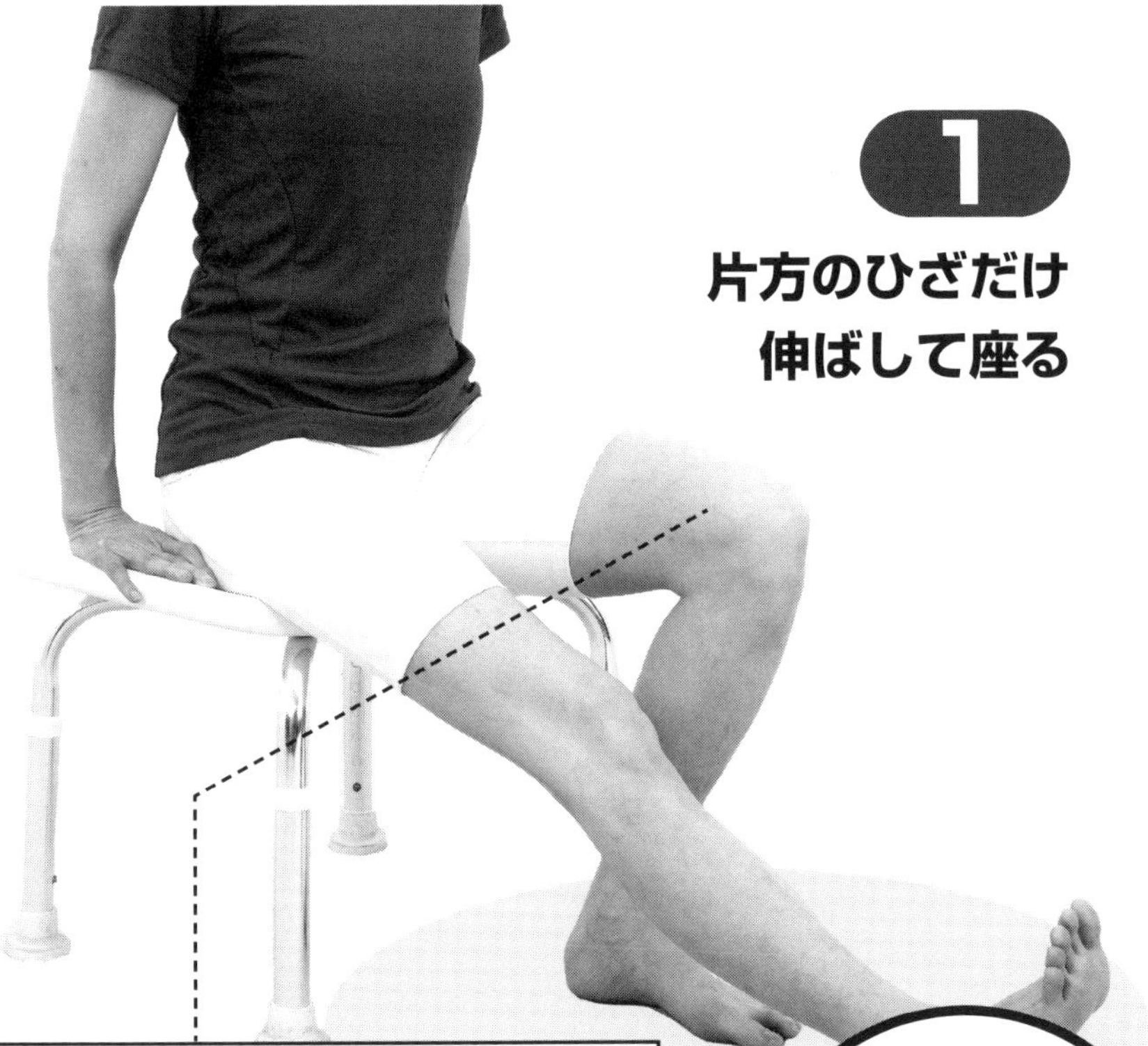

1

片方のひざだけ
伸ばして座る

使う椅子は
座ったときにひざが
太ももより少し上になる
低めの椅子がおすすめ

1日
3セット
ひざが
痛むときも

2

**ひざを持ち上げて
大きく曲げる**

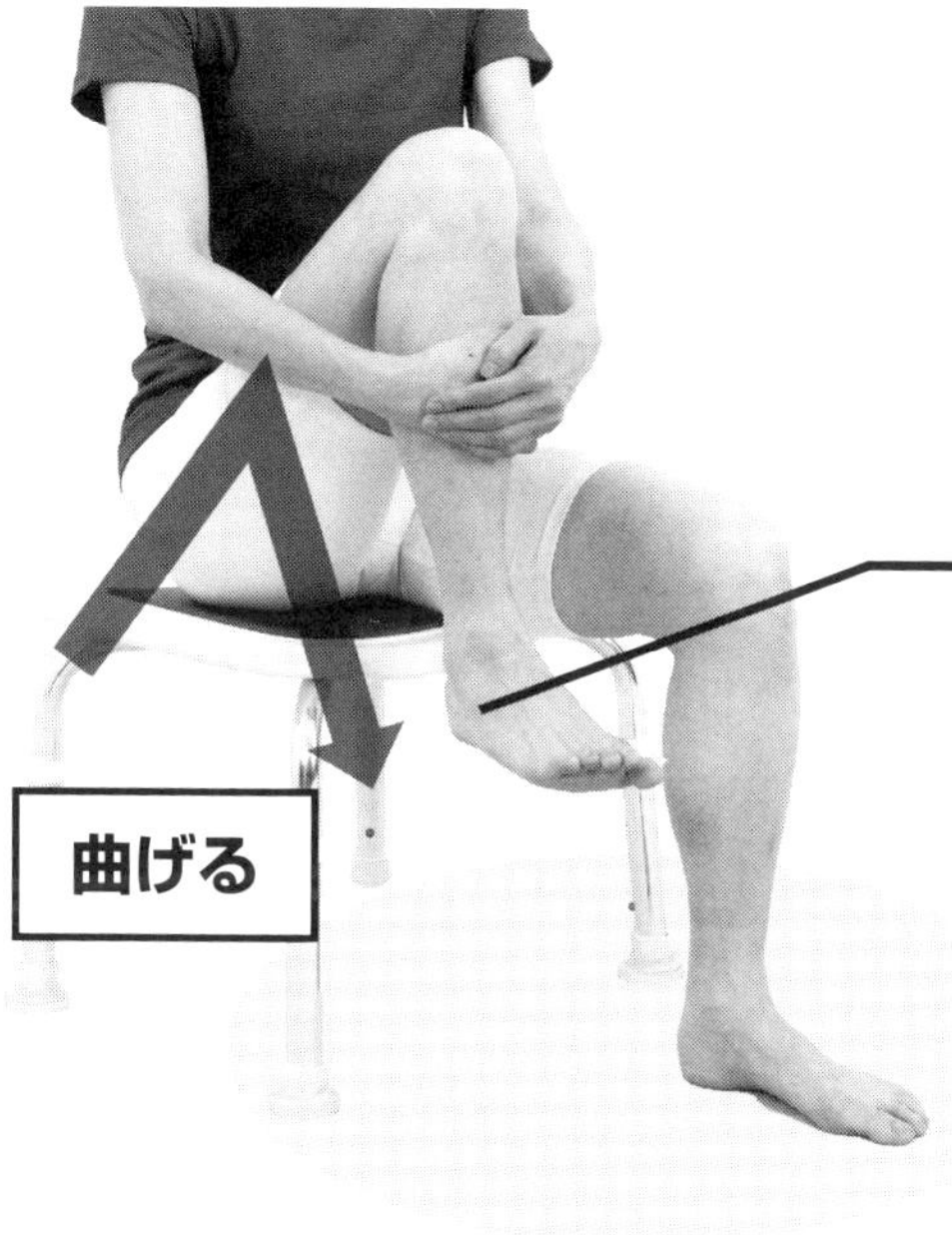

**かかとを太ももに
できるだけ近づける**

30秒

3

**ひざを手で
押しながら
しっかり伸ばす**

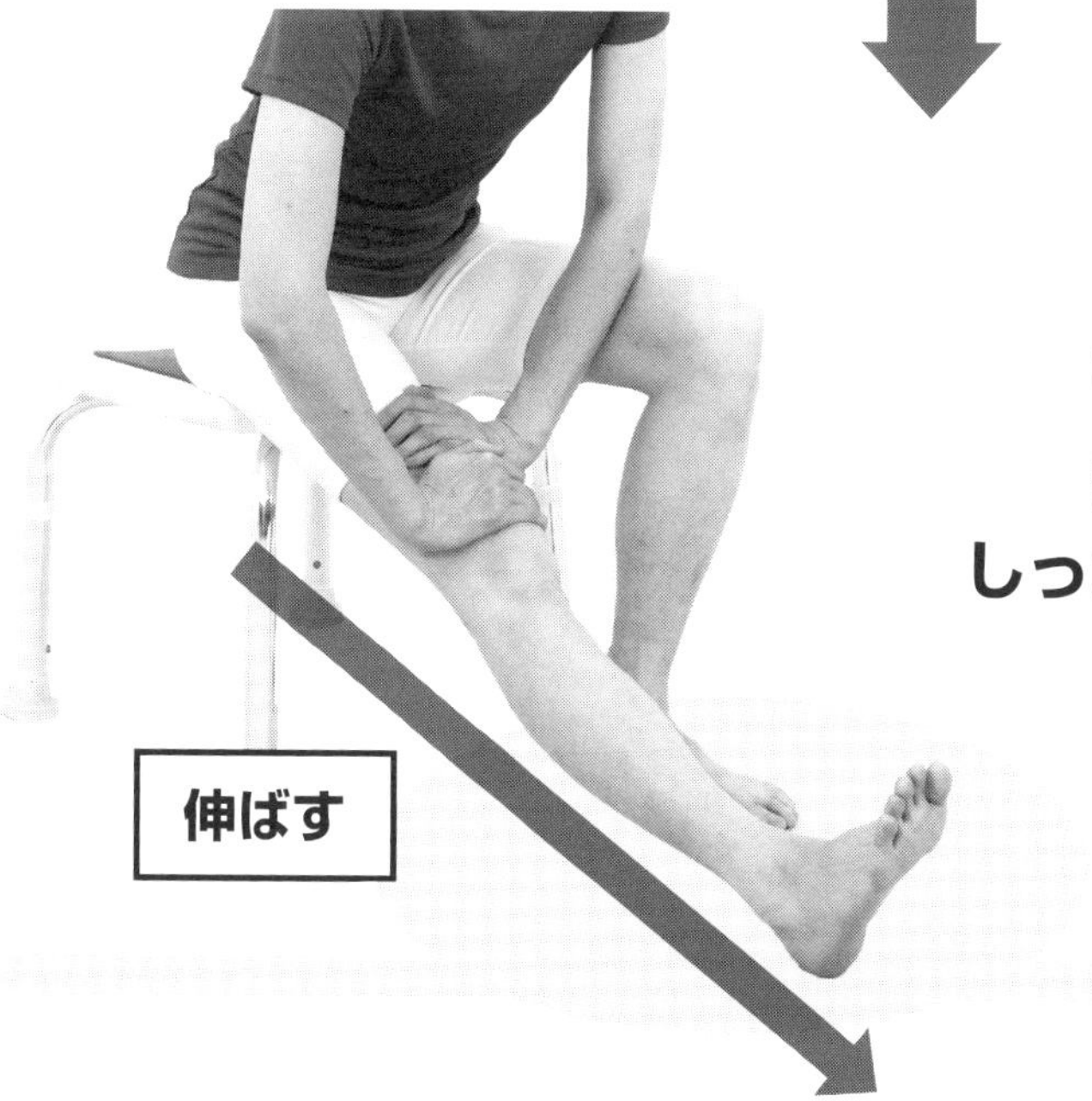

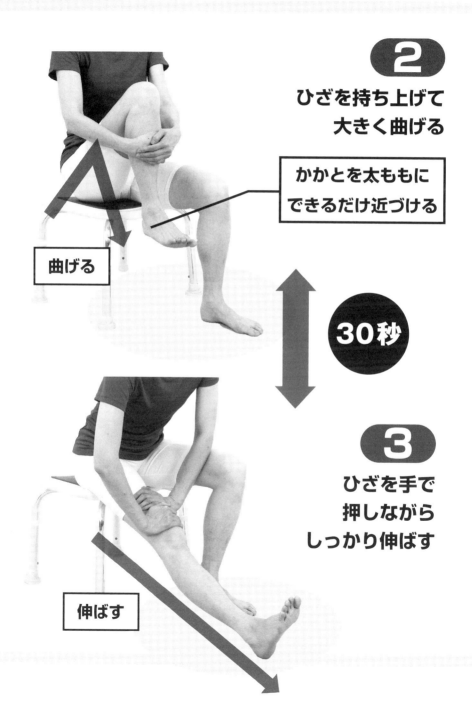

【デイリーケア②】
体幹伸ばし

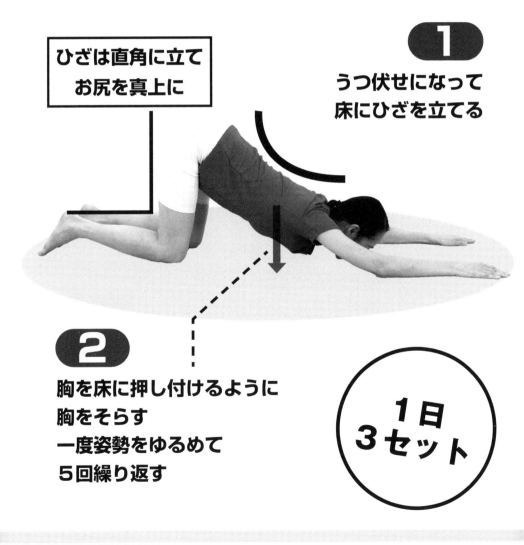

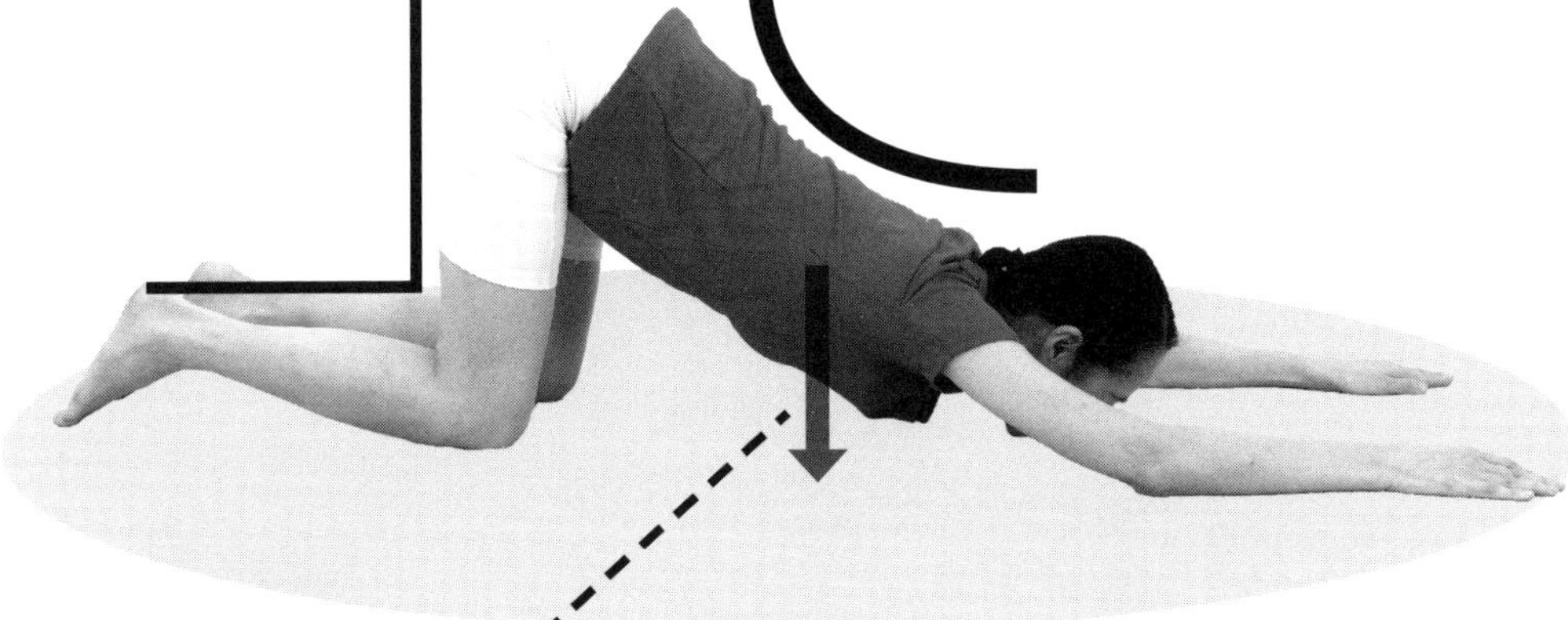

1
うつ伏せになって
床にひざを立てる

2
胸を床に押し付けるように
胸をそらす
一度姿勢をゆるめて
5回繰り返す

1日
3セット

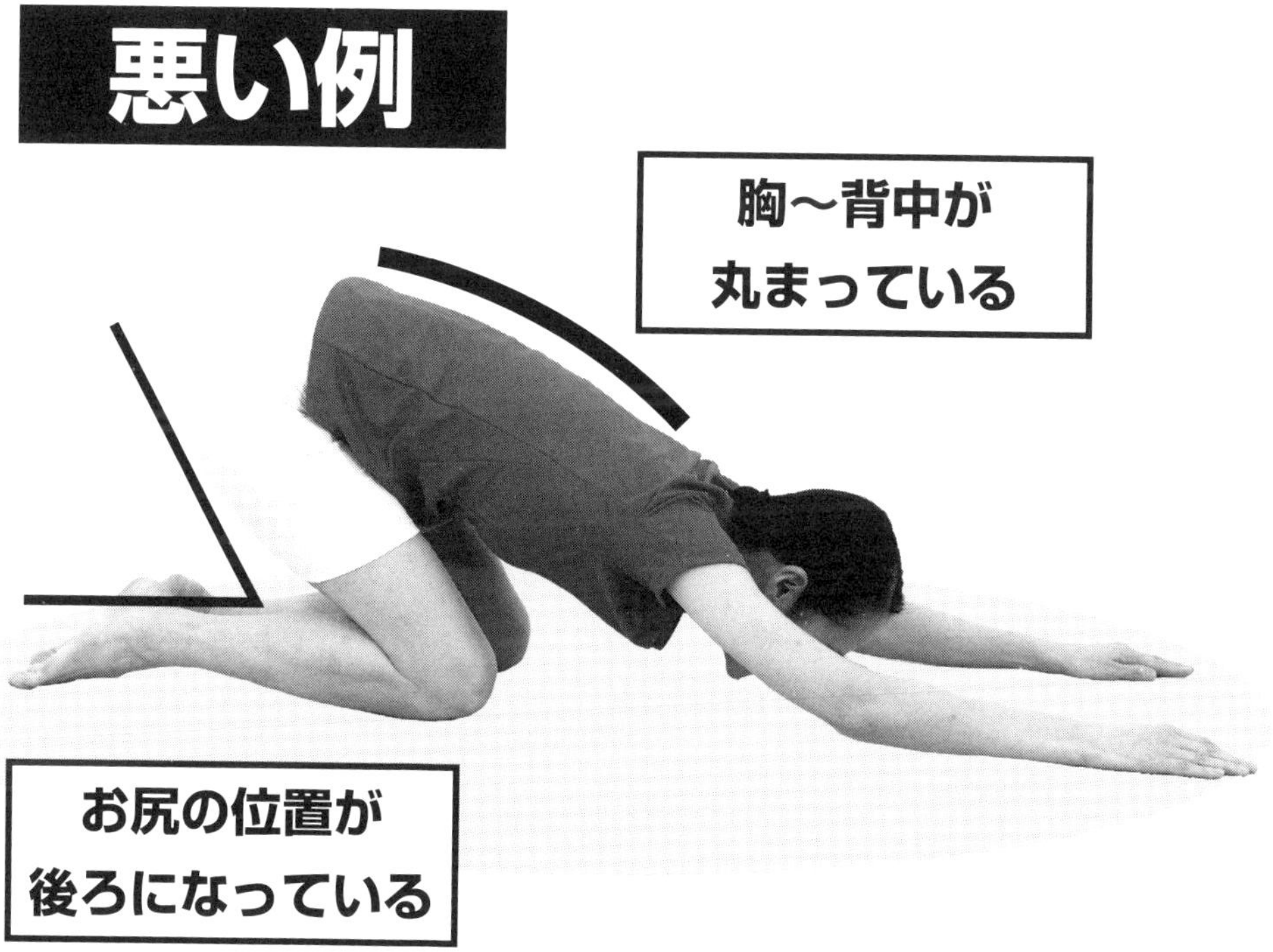
悪い例
胸～背中が
丸まっている
お尻の位置が
後ろになっている

丸まりがちな背中を
反らしてリフレッシュする
イメージで！

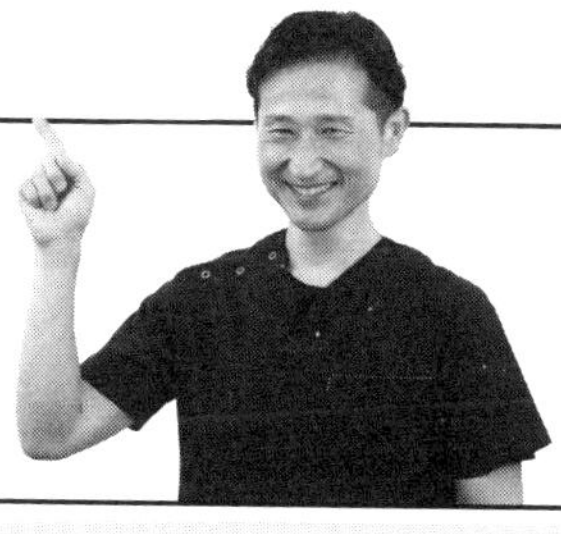

【デイリーケア③】

腰伸ばし

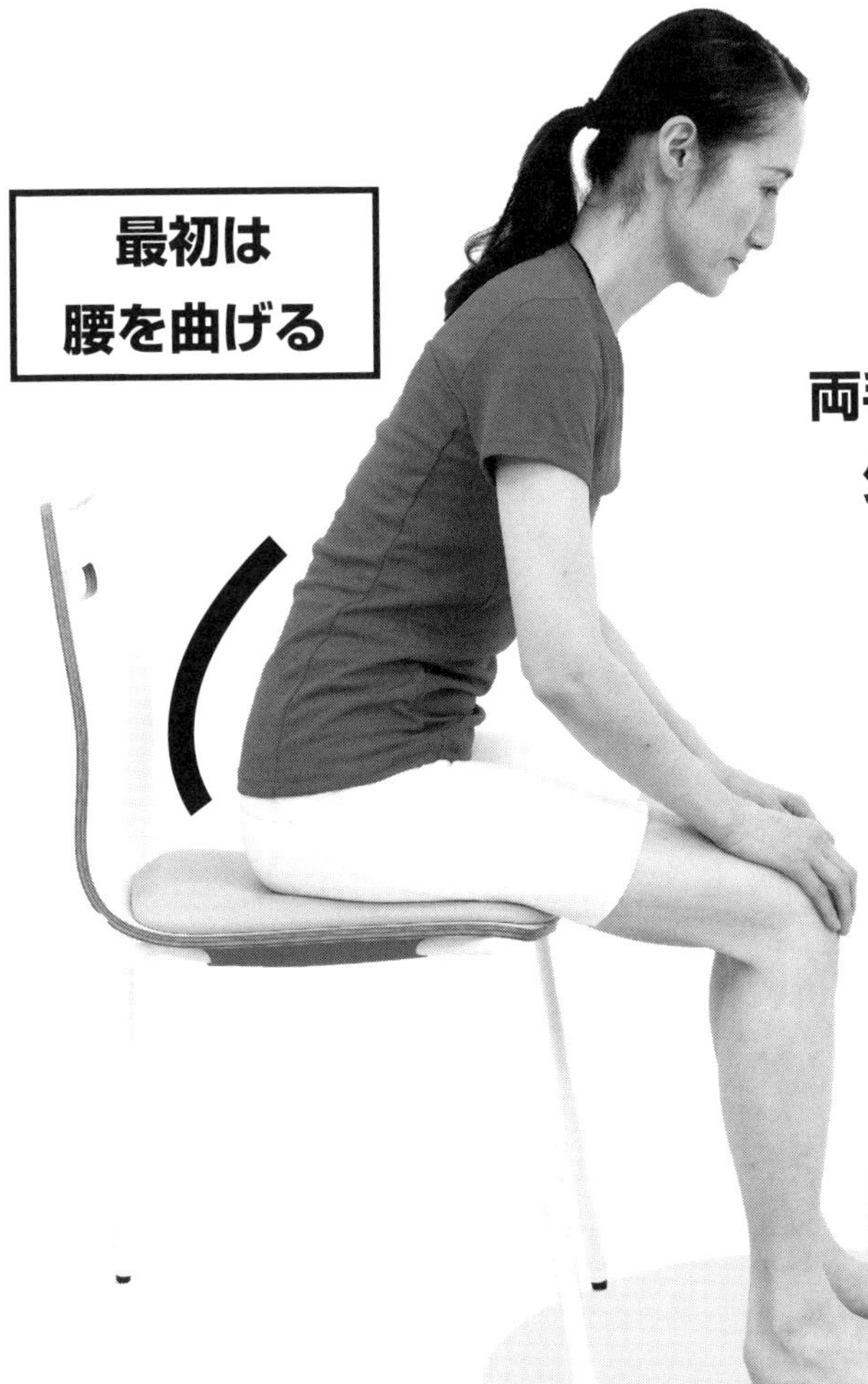

1

両手をひざに置き
少し前かがみに
座る

1日
3セット

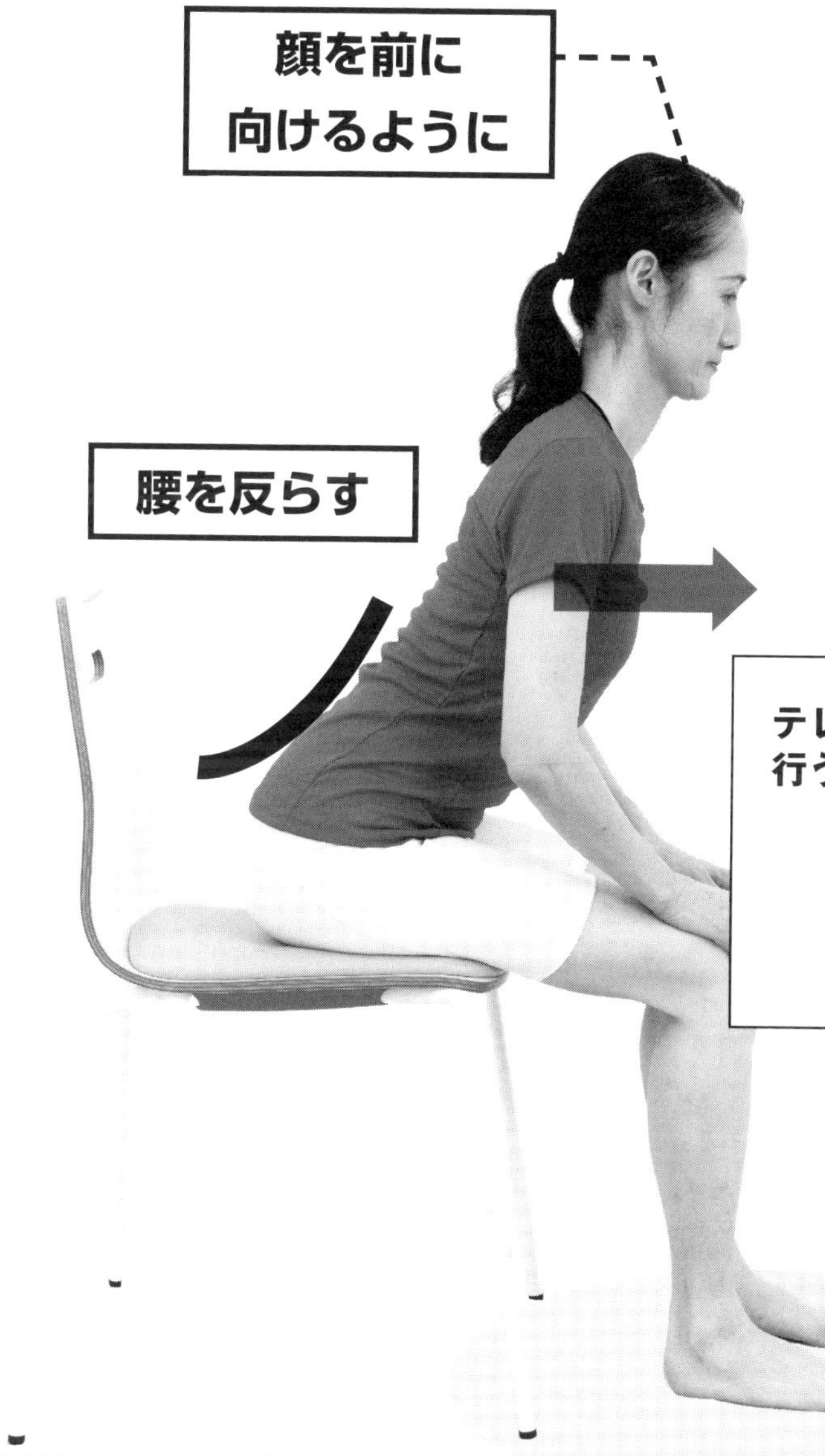
顔を前に
向けるように
腰を反らす

2

**みぞおちを前に
突き出すように
体重を前に移し
腰を反らす**

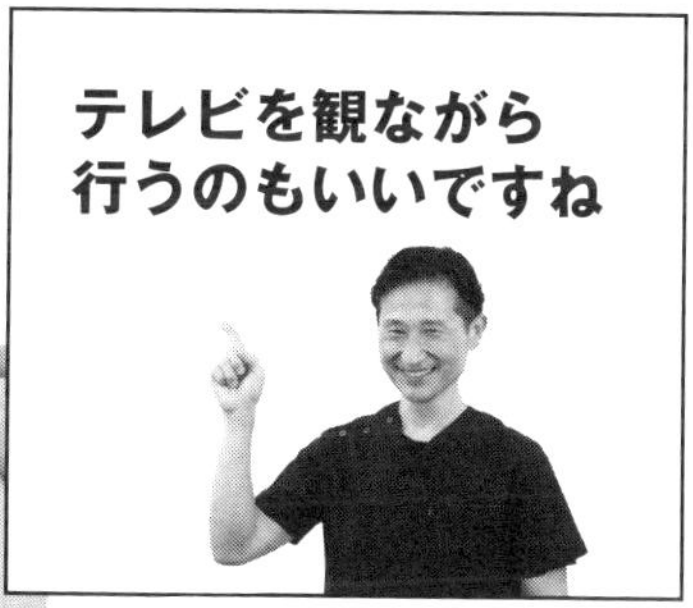
テレビを観ながら
行うのもいいですね

【デイリーケア④】
股関節伸ばし①

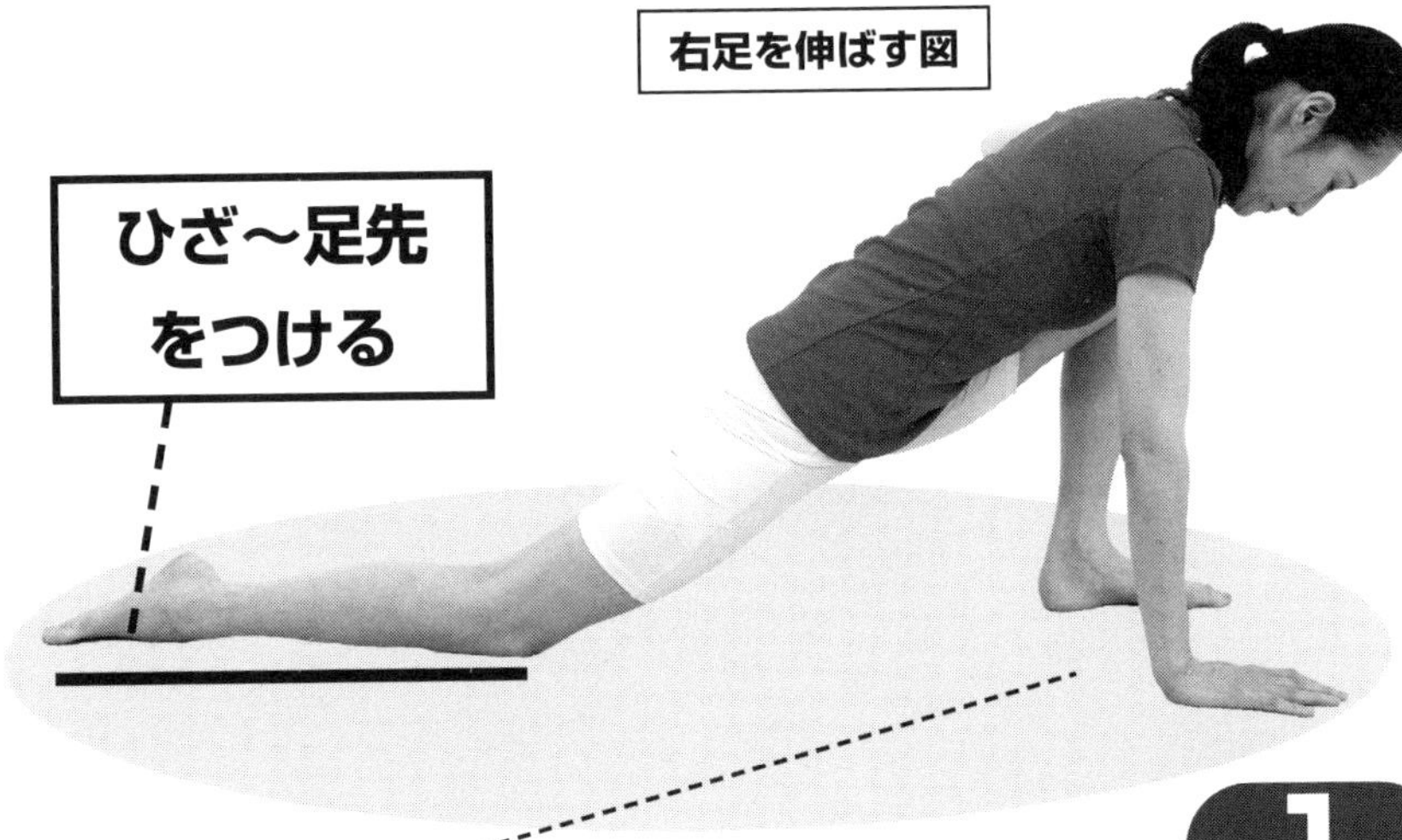

右足を伸ばす場合、
右手は床につき
左手は立てた左ひざの
上に置くと姿勢が
安定します

1

**床の上で足を前後に開き
後ろの足はひざ〜足先を
床につける**

**1日
3セット**

2

**まっすぐ前に体重を移動させ
右足の股関節を伸ばしていく
5回繰り返す**

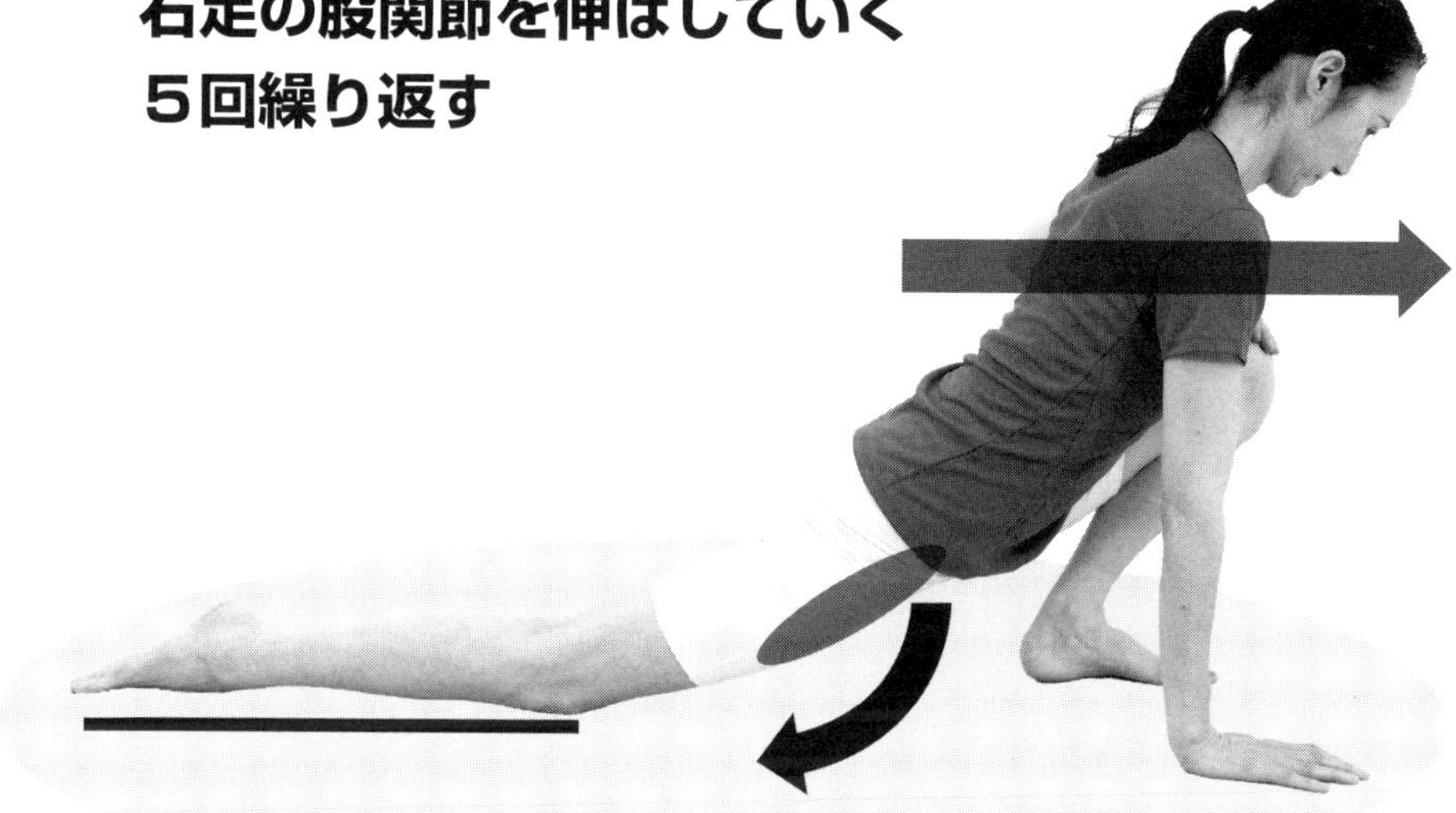

悪い例

体が開いてしまっている

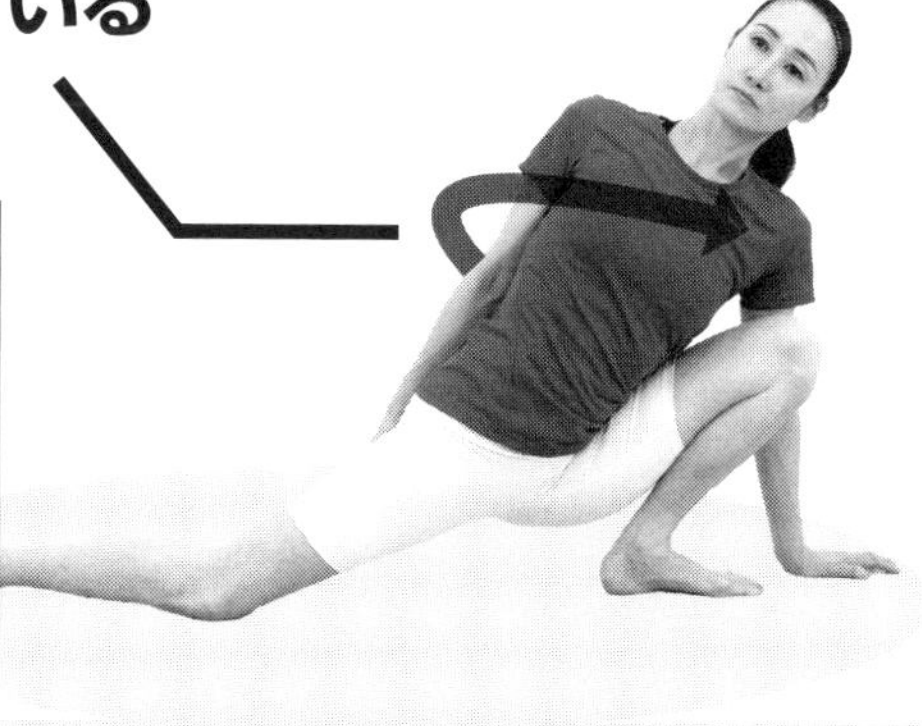

**体が開かないよう
手でしっかり
体重を支える**

【デイリーケア⑤】

股関節伸ばし②

1

椅子などにつかまり
足を前後に開く

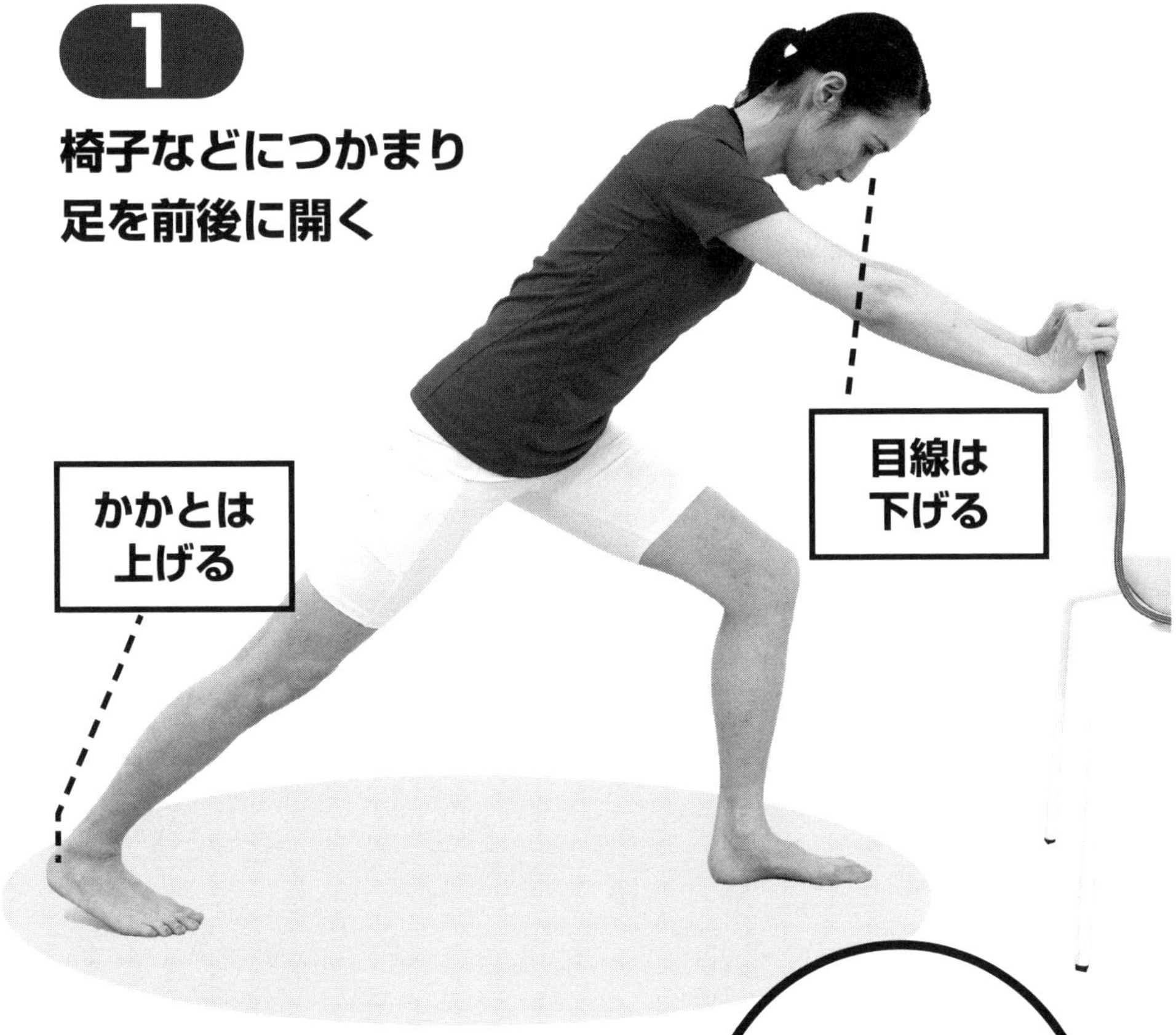

1日
3セット

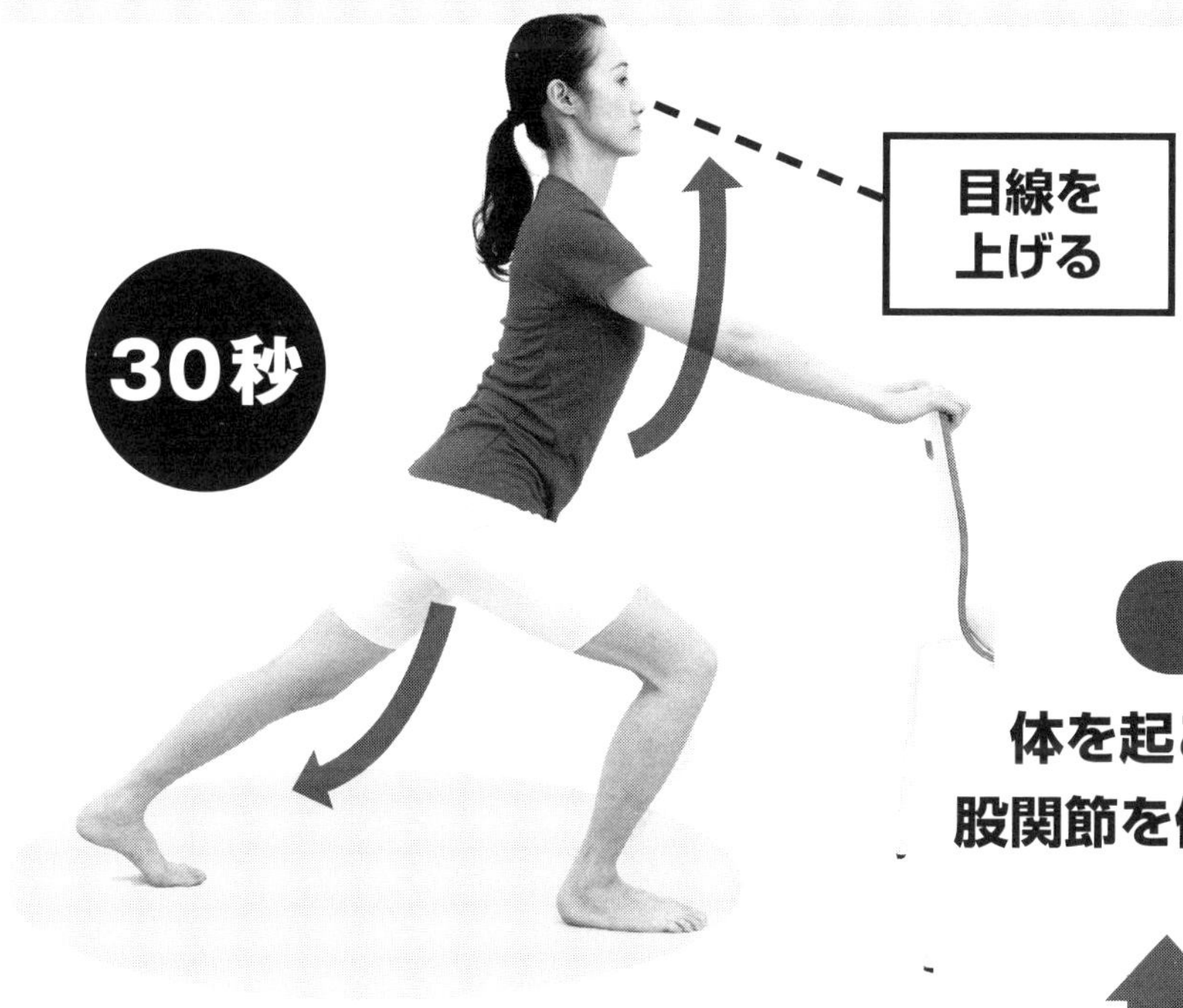

2

**体を起こして
股関節を伸ばす**

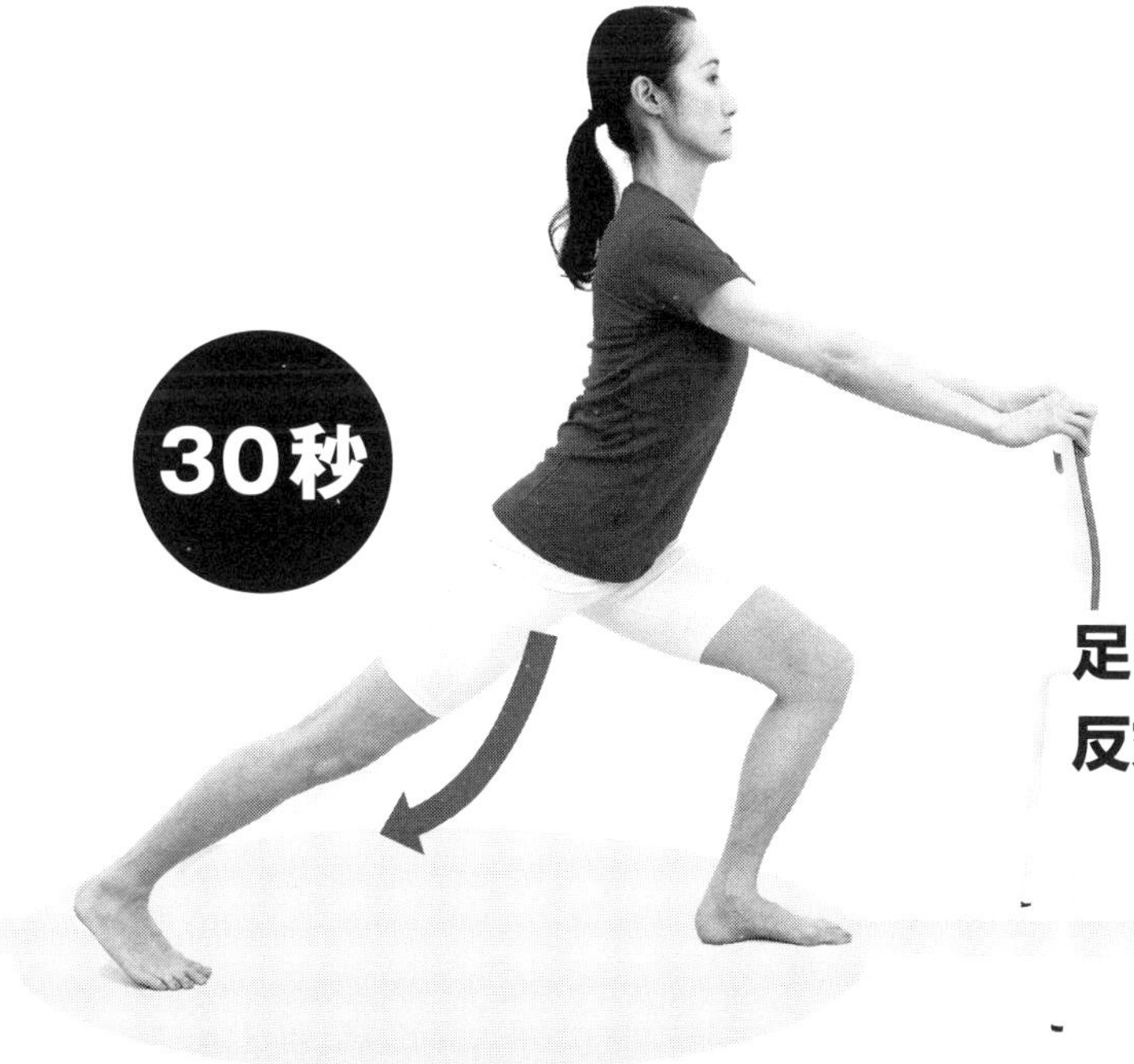

3

**足を入れ替えて
反対の股関節も
伸ばす**

【デイリーケア⑥】

扁平足の改善

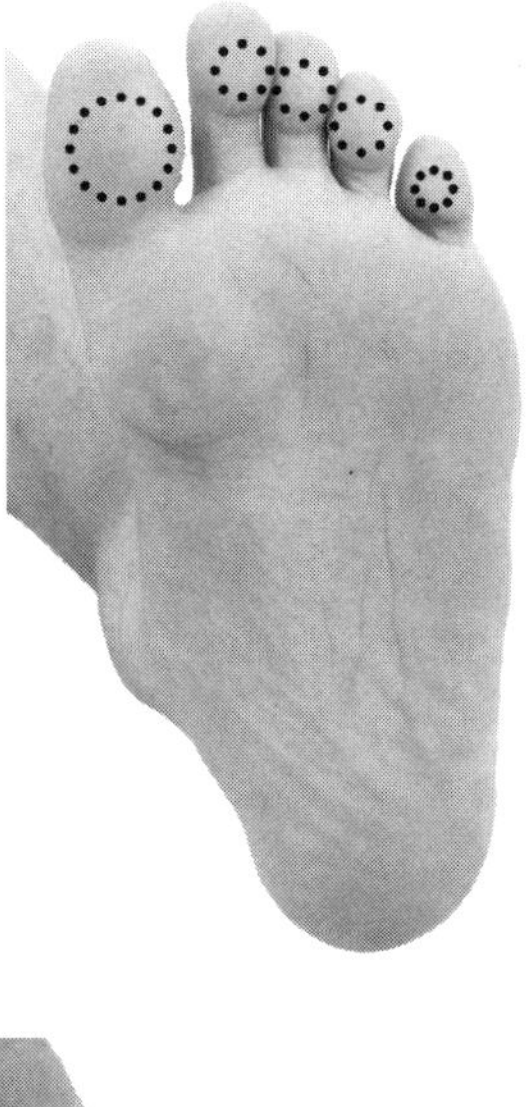

1

「指の腹」を確認する

しっかり意識することが大切！

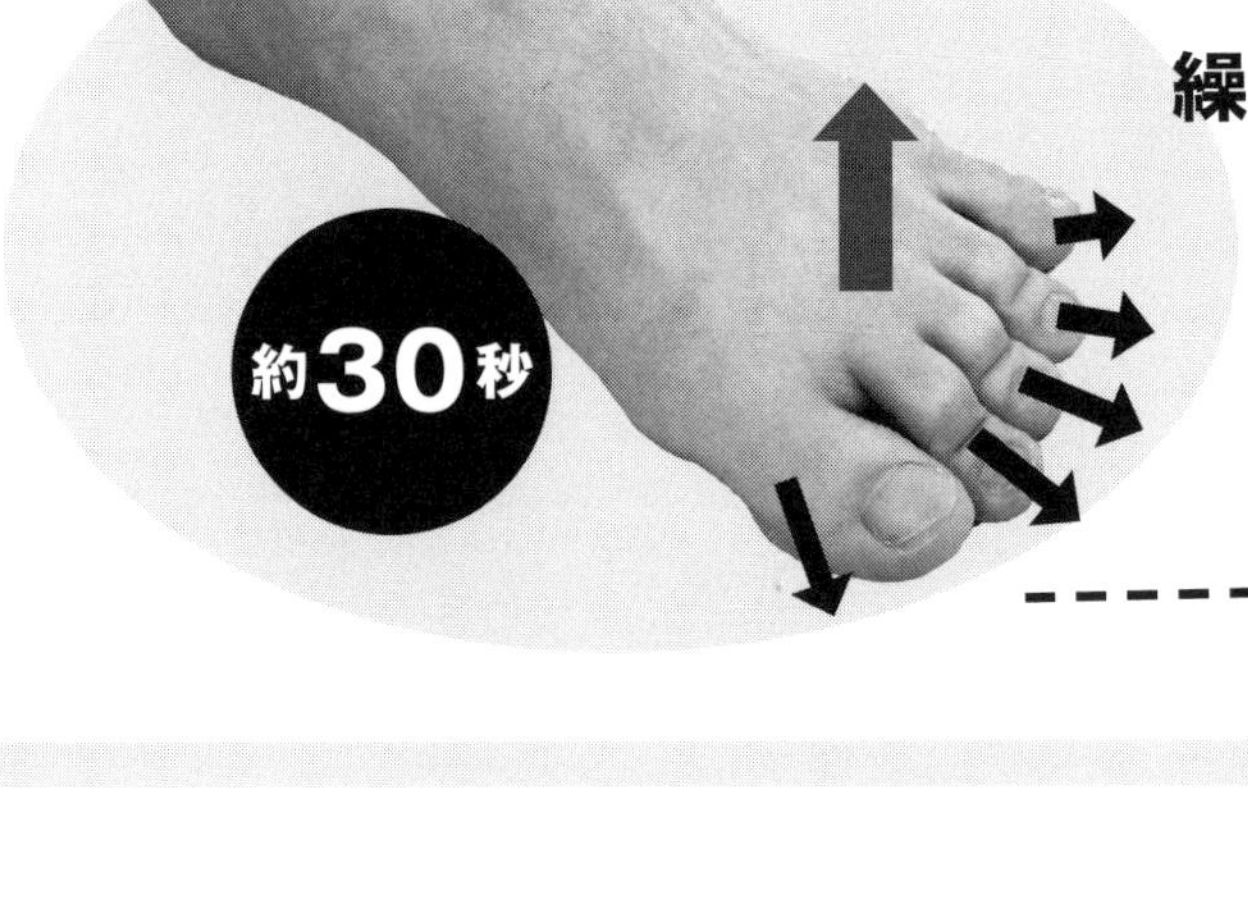

2

指の腹を床に
強く押し付ける
一度力を抜いて
繰り返し押しつける

力が入らないので
指の先端は床に
つけない！

扁平足とは、土踏まずがなく足の裏が平らになった足のことです。もともと人の足は親指の付け根からかかとにかけて足の内側がアーチ状になっています。このアーチ構造によって歩行時の衝撃を吸収したり、つま先で蹴って歩いたり、歩くためのバランスをとっています。

しかし、扁平足のように足の形が変形したり、足の筋力が弱っていると、必然的に使いにくくなります。**足の指が地面につかず、体重が指先まで乗りにくくなり、体幹や股関節も曲がって姿勢が悪くなります**。つまり、足の指をしっかりと使えるようにしておくことは大切なのです。

エクササイズをするとき、大事なのは**「素足で行い、指の腹をしっかり床に押しつけること」**です。靴を履いた人類はこの感覚が失われてきています。

足の指が丸まってうまく指の腹を地面につけることができない方は、はじめは手で足の指を伸ばして、腹の部分がつくようにしても結構です。

【デイリーケア⑦】

正しい立ち方

悪い姿勢

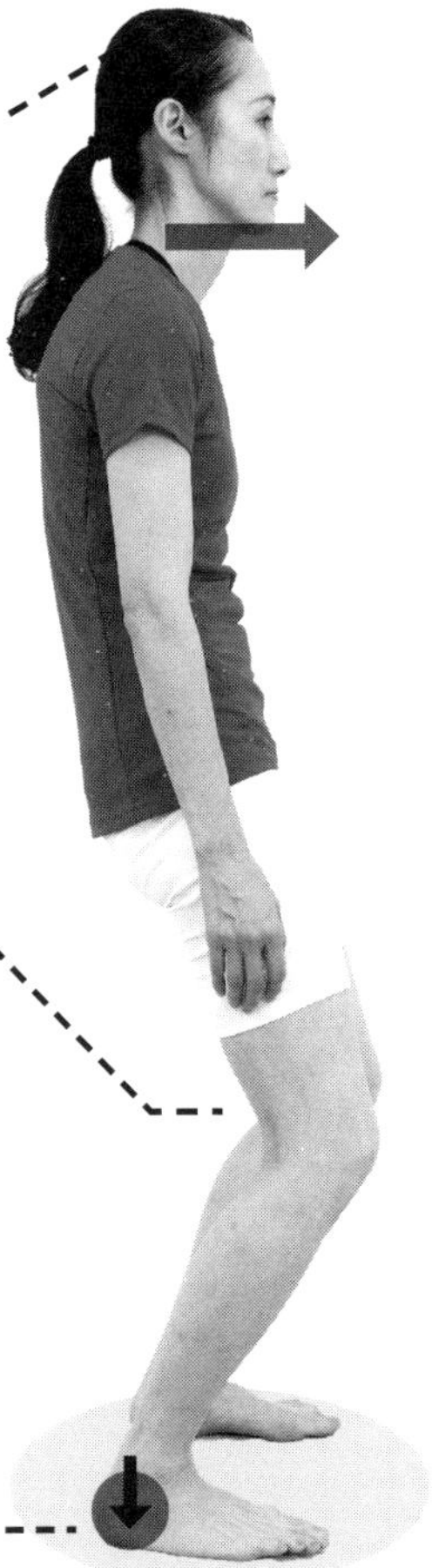

頭が前に出ている

ひざが曲がっている

重心がかかとにある

良い姿勢

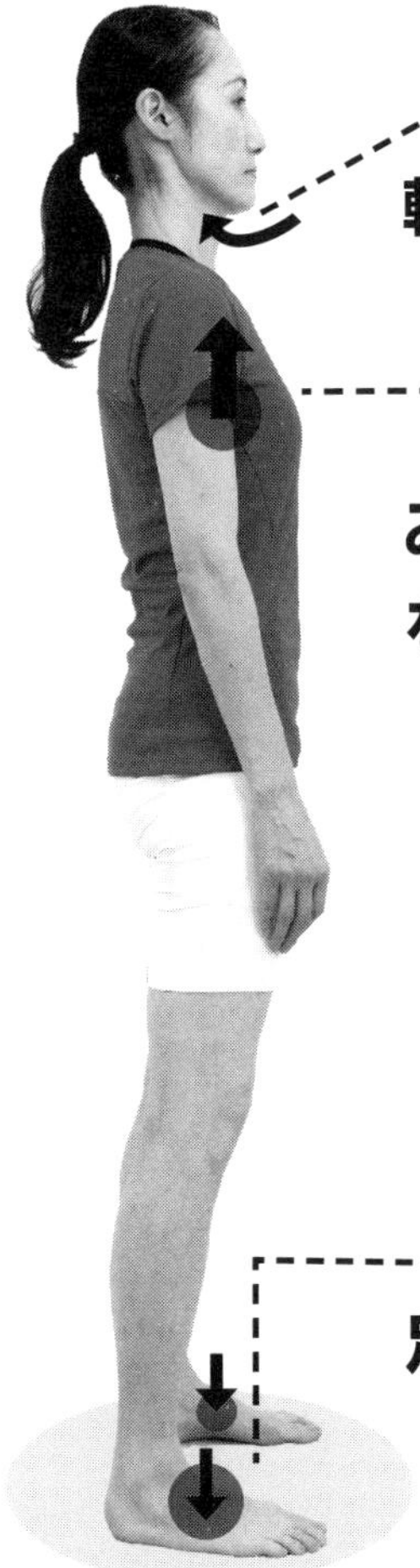

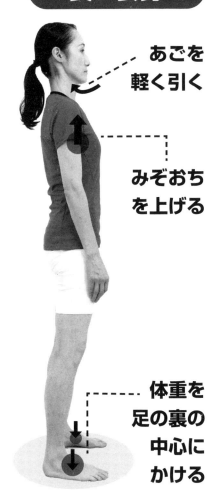

あごを軽く引く

みぞおちを上げる

体重を足の裏の中心にかける

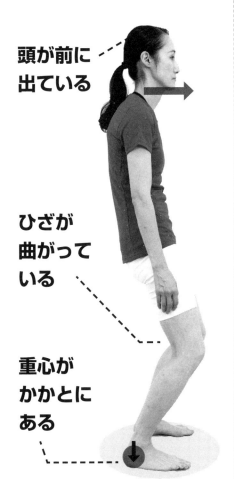

「良い姿勢だと、疲れにくい」というのは多くの人の実感としてあるのではないでしょうか。猫背になり、腰が後ろに動き、ひざが曲がった姿勢を見ると多くの人が「動くのが大変そうだな」という感想を抱くはずです。

その考えは医学的にも正しいです。人の体は骨や皮膚を介して全身がつながっているため、どこか1カ所に不調があれば他の箇所にも負担がかかります。反対に言うと、**機能的に問題がない体はとても効率よく力が伝わっていき、立つにしても歩くにしても無駄が少なく、効率的に動かすことができます**。つまり、痛みが生じにくい体であると言えるでしょう。

ひざが痛い方はひざをまっすぐにして立つことが難しいかもしれませんが、少しずつでもこの正しい姿勢をとる意識を持ってください。思い出したときに**みぞおちを軽く上げるだけでも「姿勢エクササイズ」になります**。継続して正しい姿勢を体に思い出させてあげましょう。

なお、ここで言う「正しい姿勢」とは、横から見たときに耳・肩・骨盤・かかとが一直線で結べる姿勢です。鏡を見ながら行いましょう。

【デイリーケア⑧】
正しい座り方

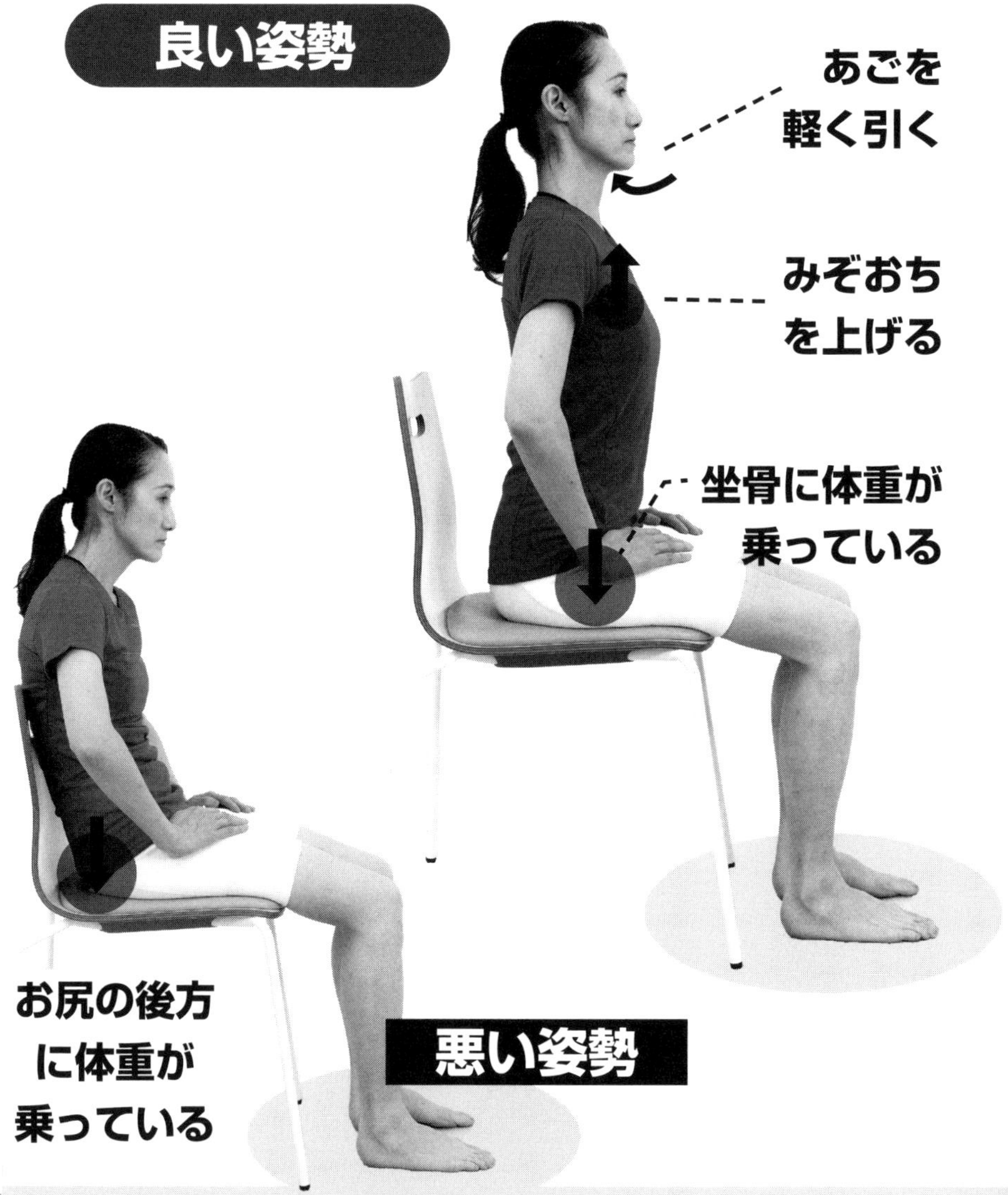
良い姿勢
あごを
軽く引く
みぞおち
を上げる
坐骨に体重が
乗っている
お尻の後方
に体重が
乗っている
悪い姿勢

立ち方と同様に、座り方にも意識を向けてみましょう。

椅子に座るときに姿勢が崩れる人は多いです。背中が丸まり、浅く腰掛けることで腰が丸まり、頭が前に突き出て、足も開いてしまいます。これだと**腰や首、背中に大きな負担がかかってしまいます**。

姿勢の悪さは体のゆがみを生じさせ、それがひざをはじめとする各部位への負担になるわけですが、負担がかかるのは骨格や筋肉だけではありません。

外側から見ることができない、内臓にも大きな負担がかかっているのです。

内臓は肋骨や背骨に守られるようにして体の内側に収まっています。**背中や腰が丸まると、内へ内へと圧力がかかるので、内臓はどんどん苦しくなります**。肺も圧迫されるため息苦しさも生じるでしょう。

ひざの痛みといった症状だけでなく、「息苦しい」「なんとなく調子が悪い」といった症状も、姿勢を正すことで改善できることがあるかもしれません。

【デイリーケア⑨】

正しい歩き方

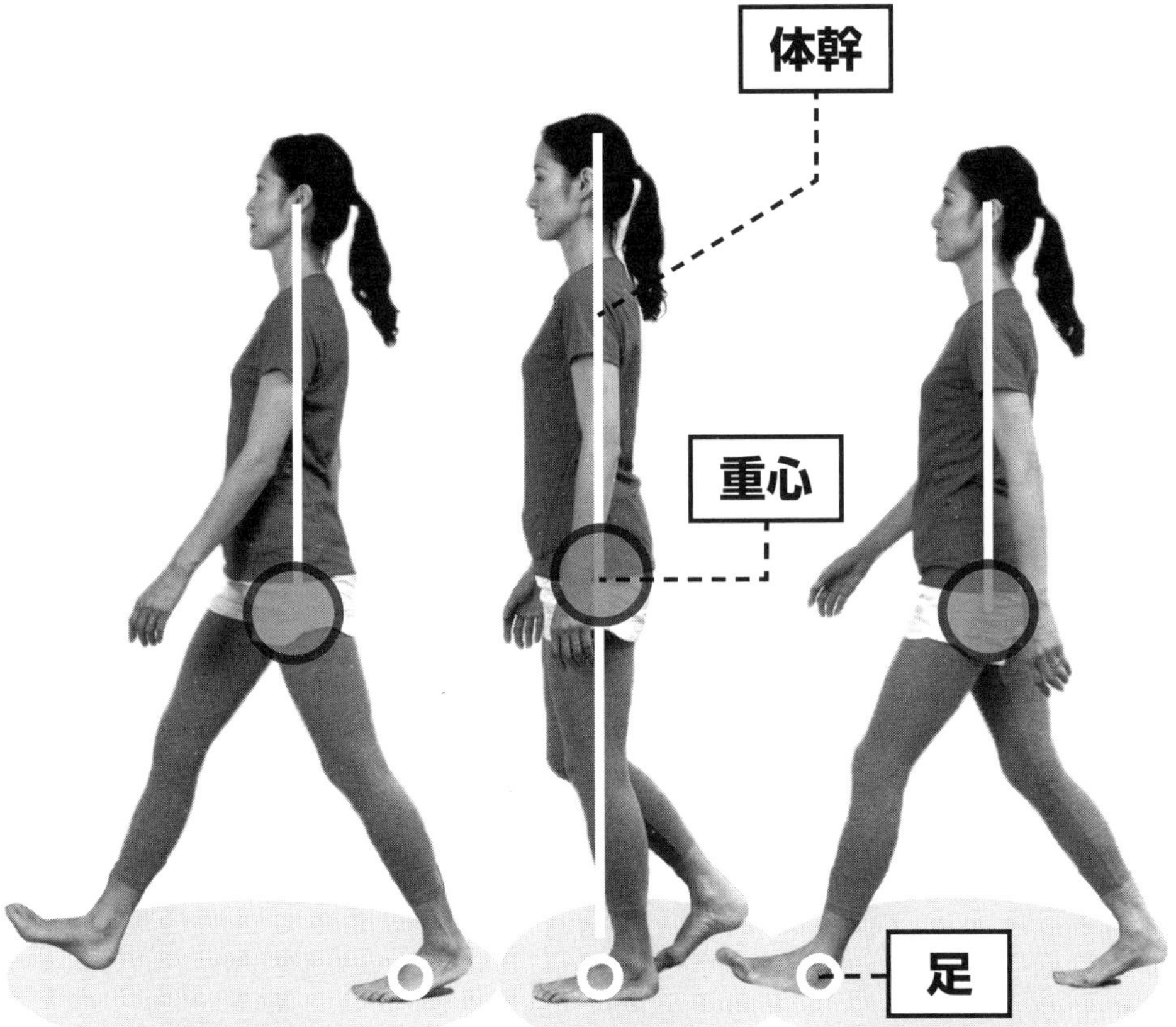

3
足より前方に
体幹を運ぶ

2
足の真上に
体幹が乗る

1
足を地面に
つける

「歩く」とは、人間にとって最も基本となる運動です。あまりにも当たり前に行うため、自分がどのような歩き方をしているか、把握できていない方の方が多いでしょう。

歩行は基本的な運動であると同時に、衰えが現れやすい運動でもあります。体幹、腰、ひざ、足首、つま先にいたるまで全身のバランスをうまく保ったまま、片足ずつ宙に浮かせながら前へ足を進める……このように複合的な動作が求められるため、バランス感覚が衰えると一気に歩行動作の見た目に現れるのです。

もう少し詳しく説明しましょう。歩く動作は、大きく3つに分けられます。

①足を地面につける
②その足に重心を乗せる
③その足よりも体を前に運ぶ

この3つの動作を行うときの骨盤の位置に注目すると、②の足に重心を乗せるときに骨盤が一番高くなっているのがわかります。地面についた足を頂点として、振り子のような動きになっていることから「倒立振り子運動」ともいい

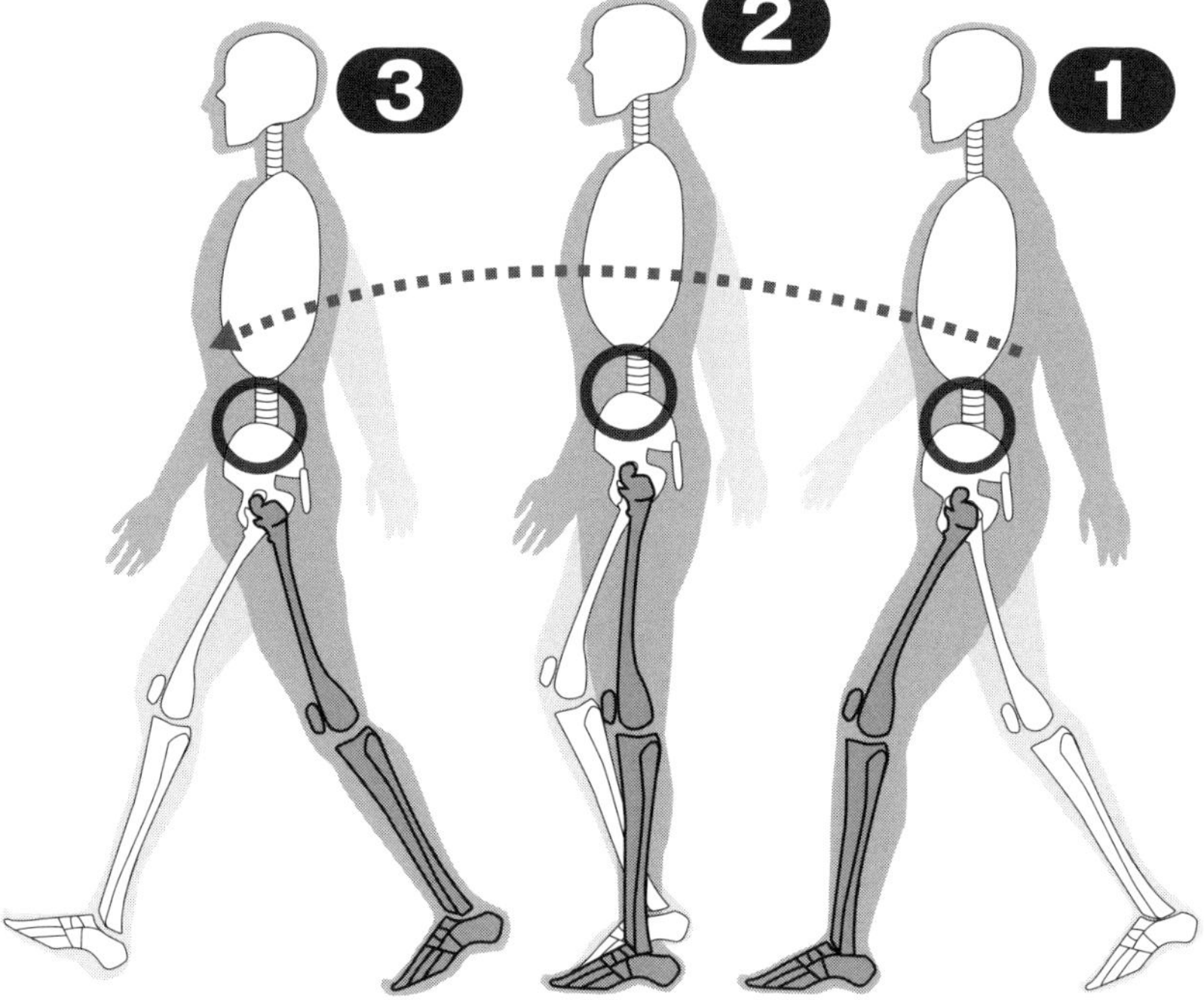

ます。この動きが人体の理想的な歩き方です。

ところが、高齢になると②から③への動きが難しくなります。

理由の1つとして、股関節の動きが硬くなることから、体を足より前へ大きく運ぶことが難しいということがあります。②から③への動きを見ると、大腿骨（太ももの骨）の角度が大きく開いていますね。それができなくなります。「大股で歩けない」と言うとわかりやすいかもしれません。

そうなると、ひざも足首も

曲がり、小股でゆっくりと歩くことしかできなくなってしまうのです。

そうはいっても、ひざや足に痛みがあると正しい歩き方を無理に行うのはかえって体を痛めることになります。

そこで、**③のときに少しでも体を前に運ぶ意識を持ってください。みぞおちを、少しだけ足の前に持っていくイメージです。**

それを意識すると、自然と背筋が伸びるのがわかるでしょう。背筋が伸びると歩幅もいつもより大きくなります。すぐに完璧にはできなくても、理想的な歩き方に少しずつ近づいていくのです。

無理のない範囲で行いましょう。

【デイリーケア⑩】
温め方

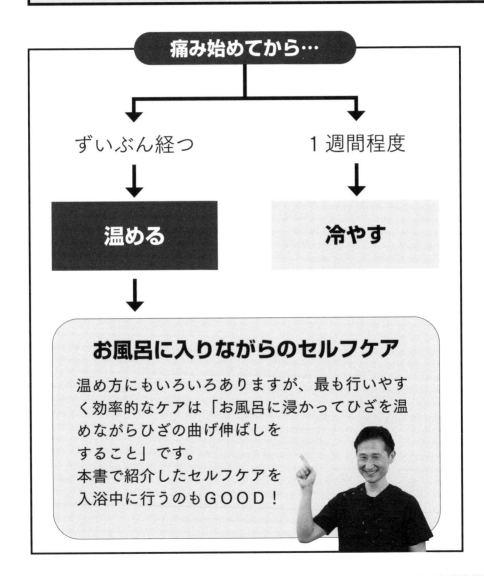

痛み始めてから…

ずいぶん経つ → **温める**

1週間程度 → **冷やす**

お風呂に入りながらのセルフケア

温め方にもいろいろありますが、最も行いやすく効率的なケアは「お風呂に浸かってひざを温めながらひざの曲げ伸ばしをすること」です。
本書で紹介したセルフケアを入浴中に行うのもＧＯＯＤ！

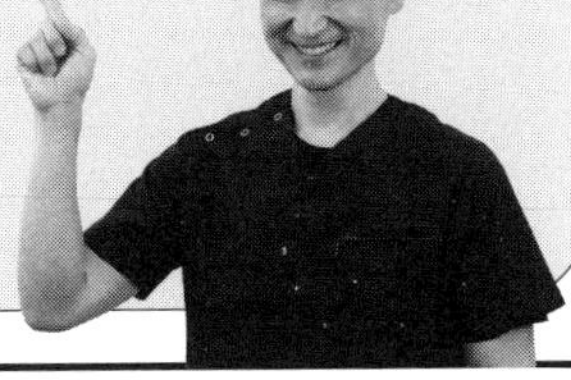

ひざに痛みがある場合、温めた方がいいのか冷やした方がいいのか、迷われる方も多いと思います。処方される湿布薬は貼るとひんやりしていますし「冷やした方がいいのかな？」と思うこともあるでしょう。

温めるか冷やすかは、「痛みが出てからどのくらい経過しているか」を考えて決めます。

ずっとつらいひざ痛、すなわち慢性痛は温めたほうが良いです。ひざにサポーターを装着することは、ひざを安定させる効果もありますが、ひざを包み込んで温める効果もあるのです。「サポーターをしているとなんだか楽だな」と感じるのは、温め効果も無視できません。

一方で、痛み始めてから1週間程度は冷やしたほうが良いことが多いです。痛む部分に触れてみて温かく（熱く）感じるようなら冷やして様子を見ましょう。冷やすときは水で濡らしたタオルやアイスノンなどで20～30分程度を目安に、冷やし過ぎないように気をつけてください。

とはいえ温めても（冷やしても）なんだかしっくりこないと感じる場合もあるはずです。どちらも試してみて、楽になる方を選択するのでも良いでしょう。

【デイリーケア⑪】
テーピング

※痛みがある組織に合わせて
巻くのが効果的です

膝蓋下脂肪体
のテーピング

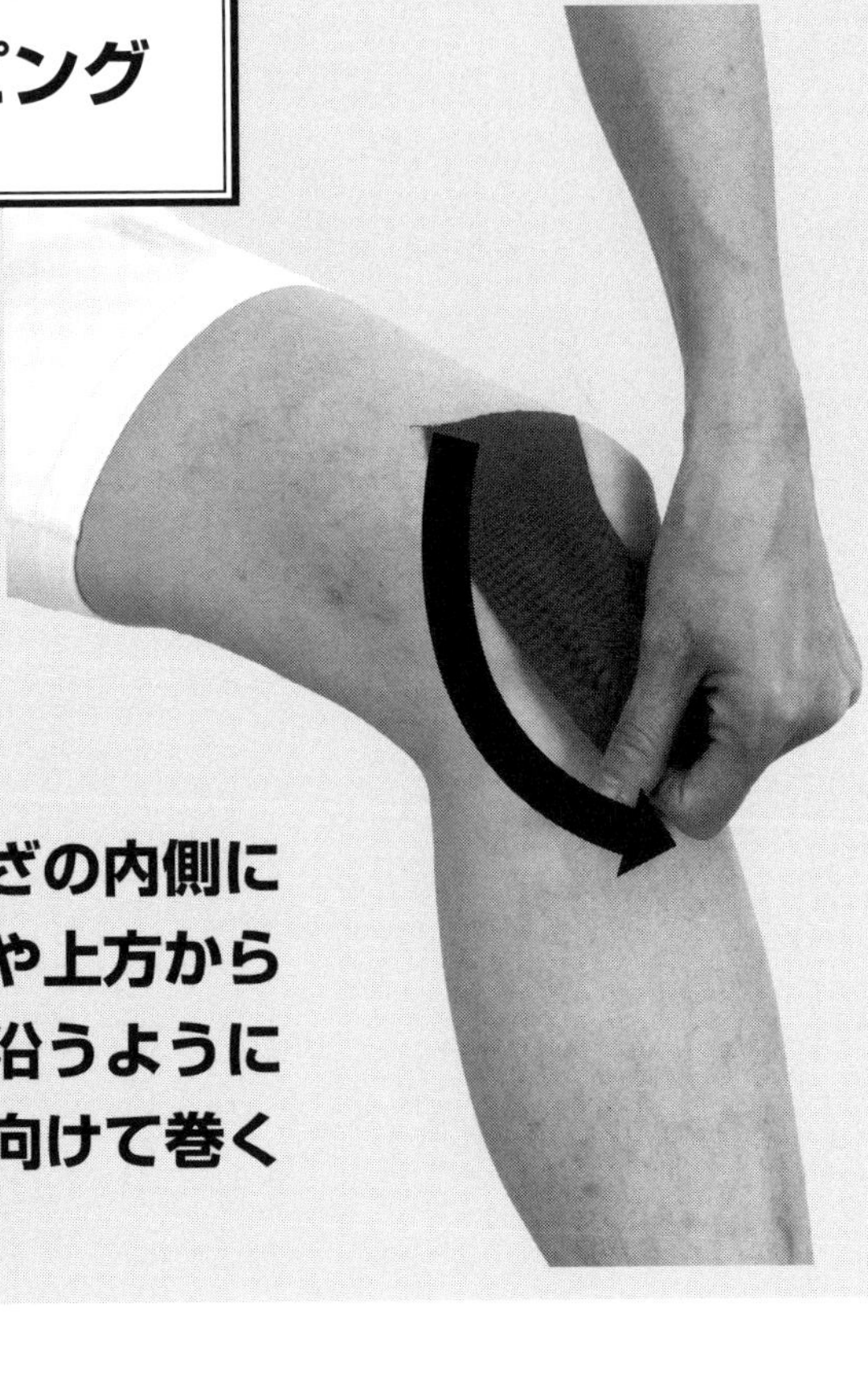

ひざの内側に
お皿のやや上方から
お皿に沿うように
下に向けて巻く

半膜様筋のテーピング

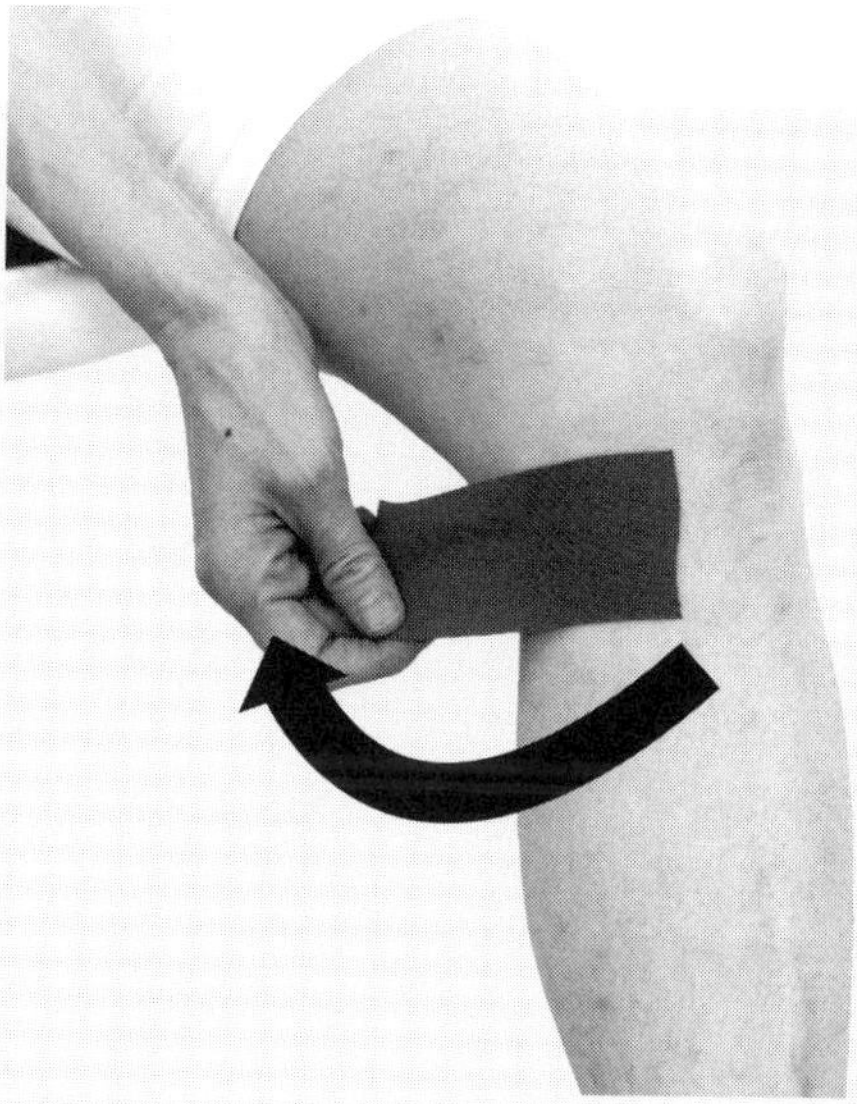

1

ひざの内側に
お皿のやや下方から
裏側に向けて巻く

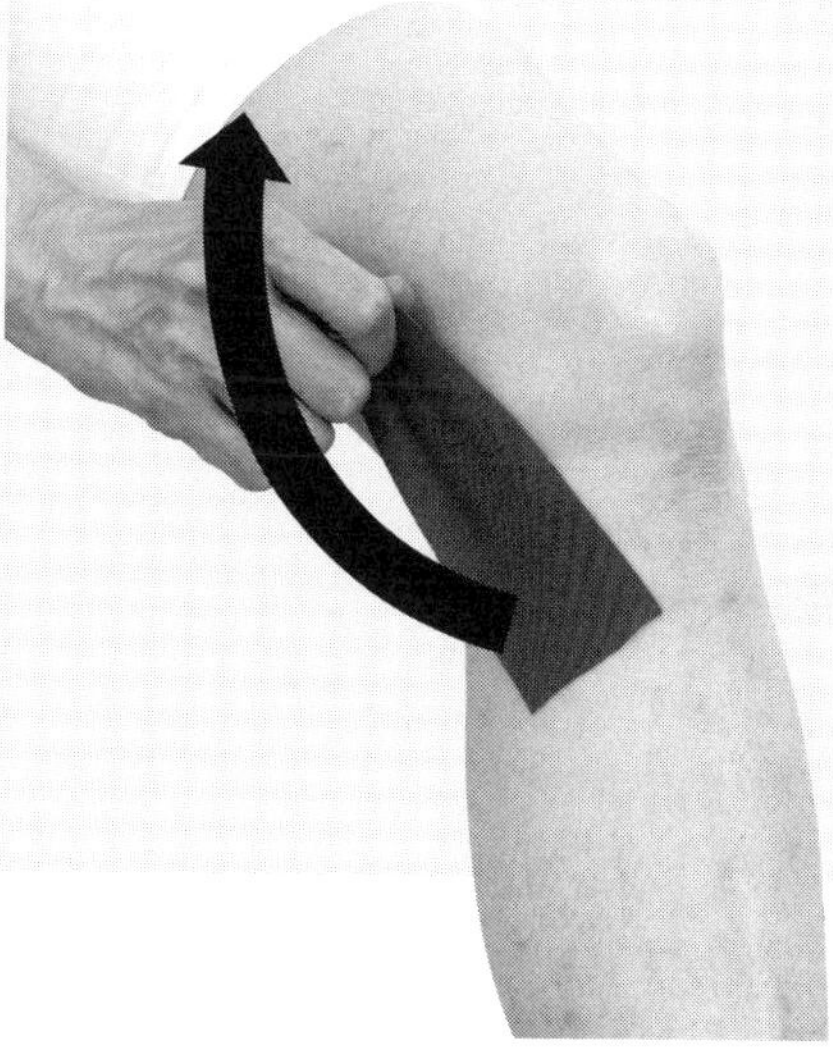

2

ひざの内側に
お皿のやや下方から
ももの内側にかけて
縦に巻く

ひざ内側の関節包
のテーピング

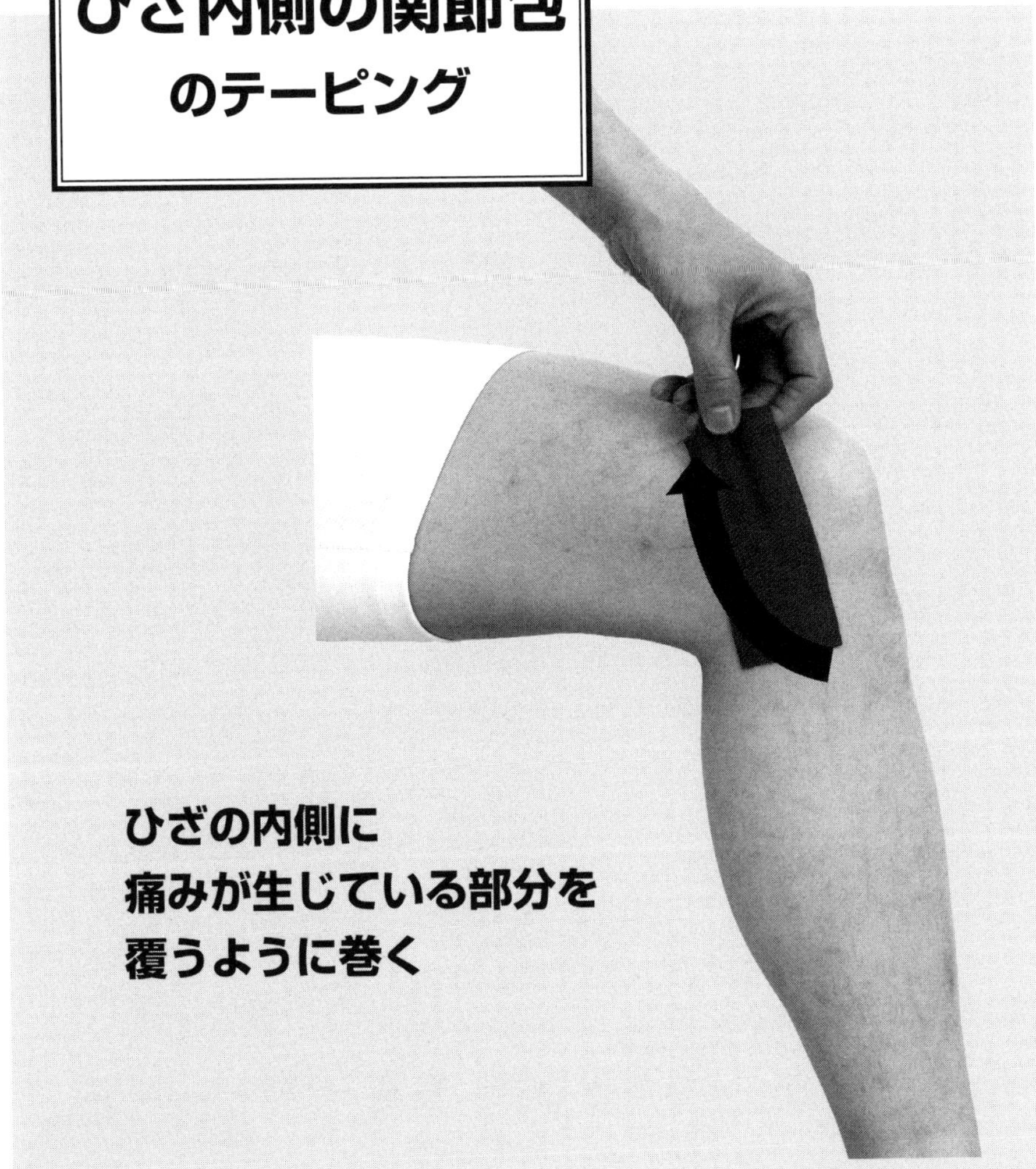

**ひざの内側に
痛みが生じている部分を
覆うように巻く**

膝窩脂肪体のテーピング

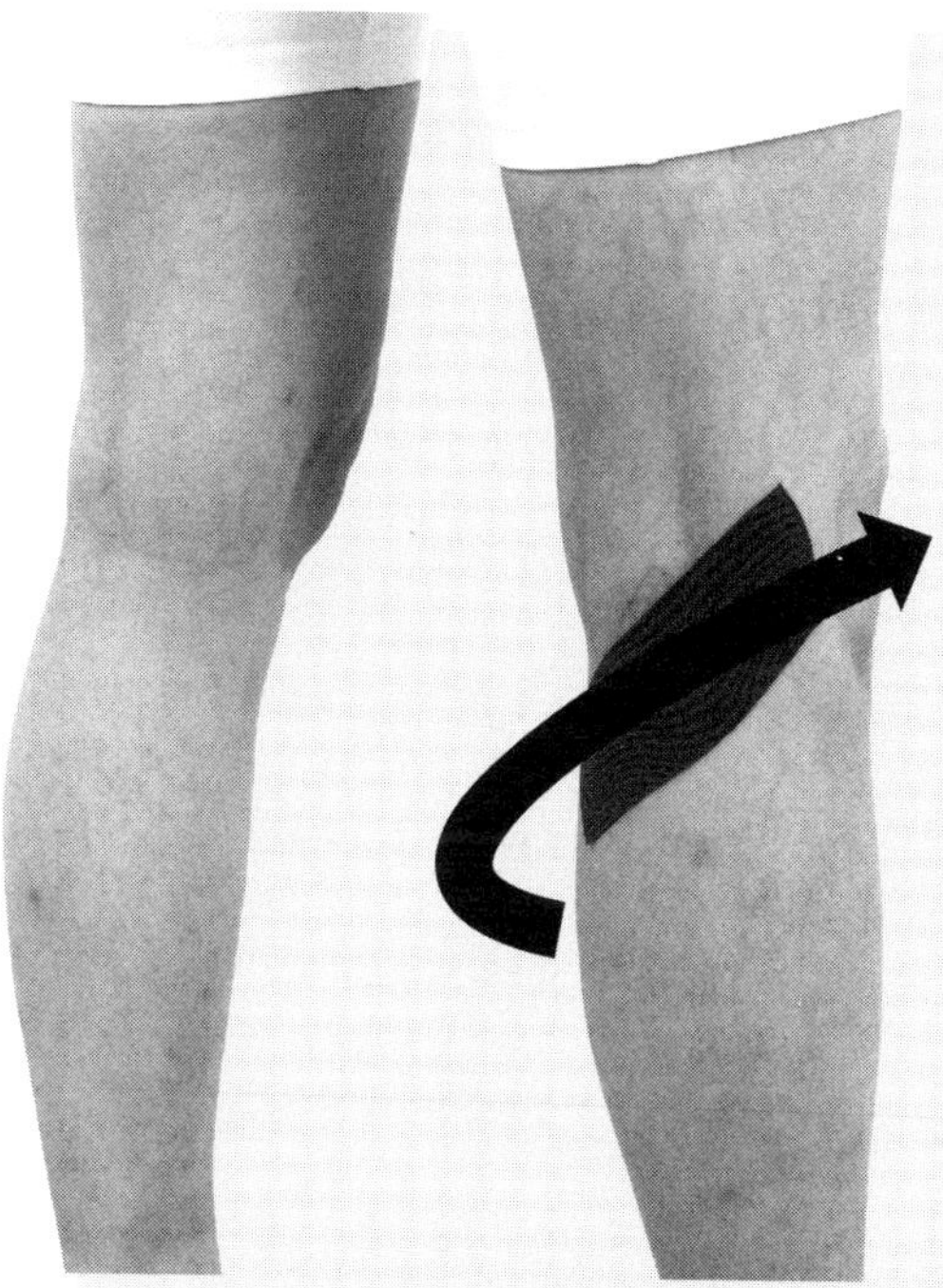

ひざの裏側に
内側から上に
向けて巻く

テーピングによって、ひざへの負担を軽減することができます。たくさん歩くときなどひざに負担がかかりそうなタイミングで巻くことをおすすめします。

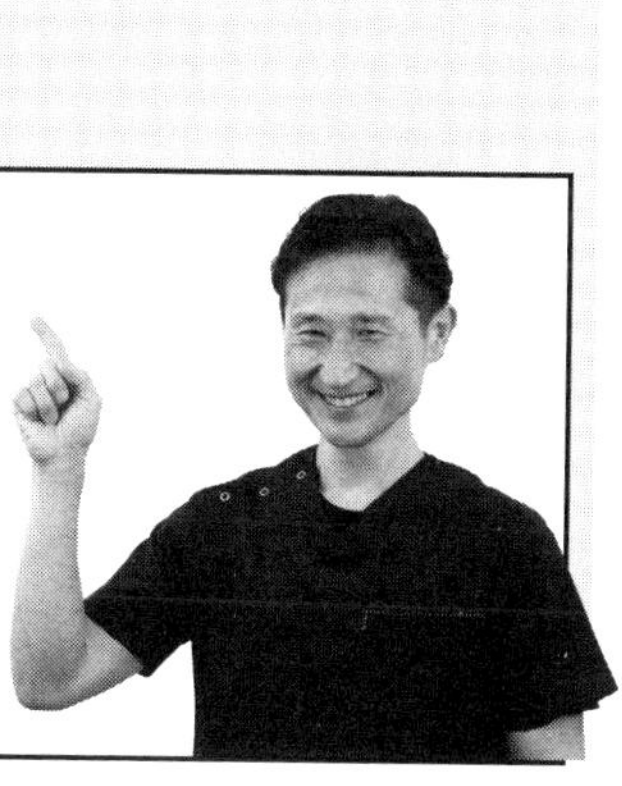

症例 4

「フルマラソンが目標に！」

マラソンを趣味として数十年、過去には10回ほどフルマラソンにも出場したことがあります。これからもずっと続けていけると思っていました。4年前、フルマラソンの途中で左ひざに違和感を覚えるまでは。

しばらく休んだのちに走るのを再開し、大丈夫だと思っていた矢先のこと、再び左ひざが痛みだしました。危機感を覚えて整形外科にかかると「変形性膝関節症」と診断され、半年ほど通院しましたが改善しません。

スポーツ整形外科として有名な病院を知人に紹介してもらい、そこで出会ったのが園部先生でした。

園部先生の施術を受けると痛みが解消されるので、最初は慢心して本格的なマラソンの練習をしてしまいました。しかし、またすぐ痛みがぶり返します。

「焦らないこと」。これを肝に銘じ、リハビリを継続して行いました。日頃はひざにサポーターをつけて保護し、毎日入浴時にひざのセルフケアを10分間。これを繰り返しているうちに、「もう一度フルマラソンに挑戦できるかもしれない」と希望を抱けるようになっています。ひざの調子を見つつ、これからもトレーニングを続けていきたいです。（Kさん・66歳男性）

第5章

ひざ痛に関するQ&A

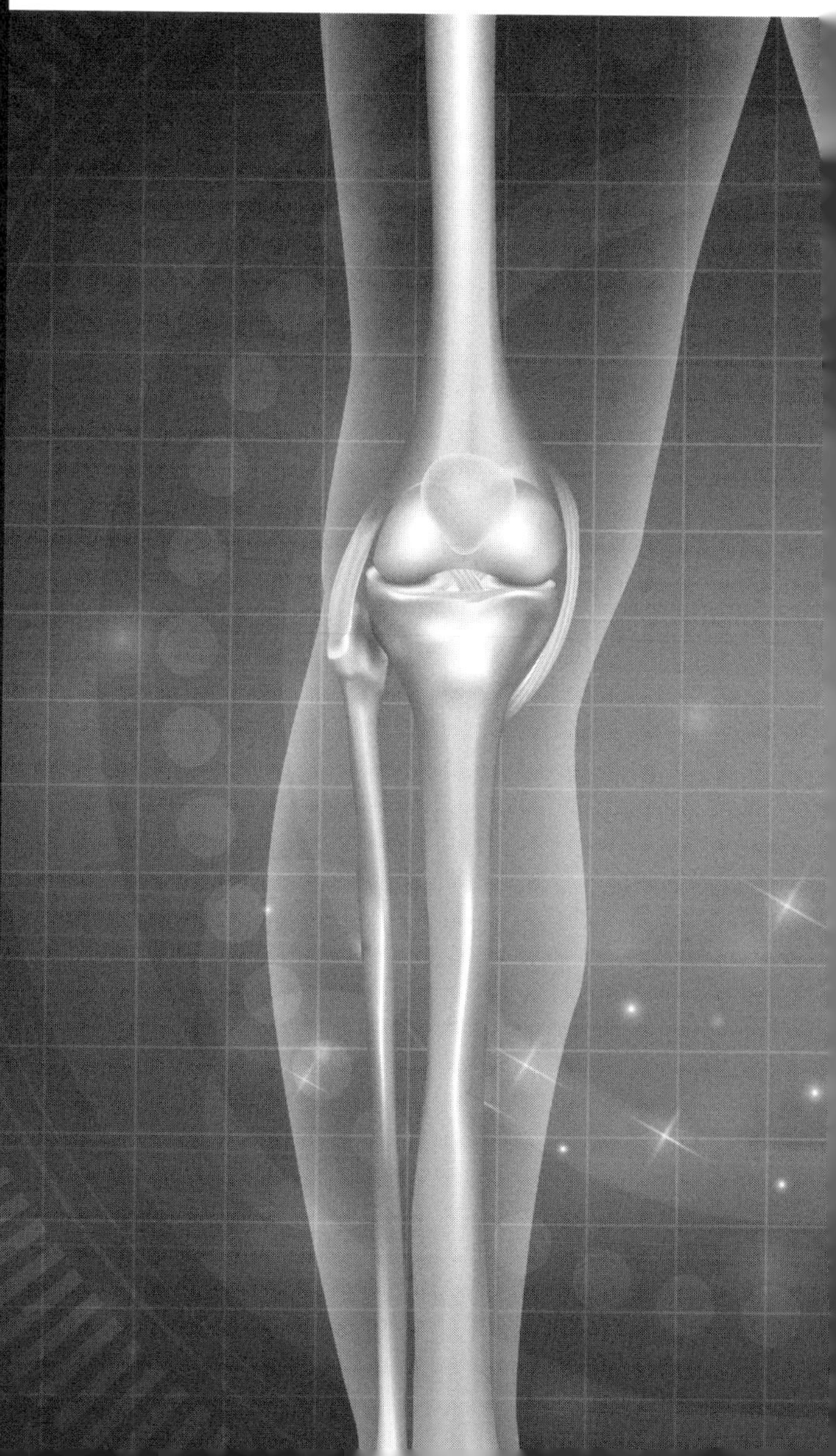

Q.

ひざが腫れていて、発痛コブ(膝蓋下脂肪体)が出ているかどうか判断がしづらいです。

A. 一度、医療機関で診断を受けてください。

ひざの腫れの原因を明らかにし、まずそちらの治療を優先すべきです。ひざの腫れの原因となるのは、変形性膝関節症以外にも関節リウマチ、痛風、打撲、ばい菌が入ったことによる化膿性炎症などいくつか考えられます。投薬治療が有効な症状の場合があるので、一度病院にかかってください。

Q.

膝蓋下脂肪体は、いわゆる「ひざに水がたまっている」状態とは違うのですか?

A. 違います。

まず、場所が異なります。膝蓋下脂肪体はひざを伸ばしたときに触ることができますから、ひざの表面に現れています。しかし、水はひざの関節内部にたまります。

また、触ったときの感触も異なります。痛みを発している膝蓋下脂肪体は触るとやや硬い感じがするはずです。

Q. ひざ痛の治療で病院に通っています。この本にあるストレッチやケアを試してみても大丈夫でしょうか。

A. 問題ありません。

ただし、ひざ痛の原因が交通事故などの外傷によるケガで、そのケガが治っていない場合はやめてください。本書で紹介しているのは、慢性的なひざ痛に対する対処法となります。

Q. ストレッチやケアを行うとひざが痛みます。やめた方がいいでしょうか。

A. ストレッチ後も痛む場合は別の要因も考えたいです。

ストレッチやケアの最中に痛みがあるのは、それほど問題ではありません。痛みの原因はこの組織だなと認識することも必要です。しかし、ストレッチやケアを終えてからも痛みが残る場合は少し考えたいですね。

まずは「ストレッチやケアを行うときの力が強すぎないか」。あまり力を入れて無理に行うのはやめましょう。少し力を緩めたり、「伸びてるな」「気持ちいいな」と感じるように角度を調整したり、ストレッチのやり方を工夫してみてください。

それでも痛みが残るようだと、原因は他の場所にあると考えたいです。しばらくストレッチやケアは控えて、病院にかかることを検討してもいいでしょう。

Q. 痛みがあるのでテーピングをしています。ケアをするときは剥がした方がいいですか。

A. 動きに支障があれば剥がしてください。

テーピングをしていてもストレッチやケアを行っても問題はありません。ただし、ひざを滑らせたり、つまんだりする時に邪魔になるようなら、剥がして行ってください。

Q. うまくひざを滑らせたり、つまんだりできません。

A. 最初は硬くなっているので、根気よく続けましょう。

本書で紹介するセルフケアが、最初はうまくできないと感じるかもしれません。ひざのお皿を滑らせたり、ねじったり、曲げたり伸ばしたりが難しいと思っても、そこで諦めないでください。

なぜなら、あなたのひざは今、とても硬くなっています。硬くなっているから痛みが生じています。それを柔らかくするためのストレッチやケアですから、最初はうまくいかなくても大丈夫です。

少しずつ、1~2週間は続けてみてください。わずかでも効果が感じられるようになったら、さらに継続してみましょう。そうすると、関節周りの組織が次第に柔らかくなって、最初に感じた難しさは嘘のようになくなっているはずです。

Q. ストレッチやケアを続けましたが、効果が感じられません。

A. 1~2週間続けても痛みが改善しなければ、他の原因を考えたいです。

先ほども述べたように、まずは継続が重要です。毎日最低でも1回、時間を決めて行ってみてください。

1～2週間経っても改善が見られないようなら、他の原因を疑う必要があります。医療機関を受診してみてください。

Q.

ひざ痛のため通っている病院の医師から、ひざの手術をすすめられています。そのくらい痛みが進行している場合は、もう効果がないでしょうか？

A．まだ間に合う可能性はあります。

なぜあなたが手術を勧められているのかという点は気になりますが、「ひざが痛い」「ひざを伸ばすと痛い」などの症状があり、第2章のセルフチェックを行っていずれかに該当するものがあったなら、本書に書いてあるストレッチやケアなどで十分に改善することはできます。

今ある痛みをなくすだけでなく、今後のひざ痛を予防することもできるストレッチやケアですので、ぜひ継続して行ってください。

Q.

ひざの手術をしたのですが、それからなんとなくひざが痛みます。本書のストレッチやケアはこの痛みにも効きますか？

A. 人工関節を入れる手術の後なら要注意です。

基本的に、術後の痛みに対しても本書のストレッチは有効です。もちろん、術後の傷口が完全に閉じて、症状が安定していることが前提です。

ただし、人工関節を入れる手術であった場合は関節をとりまく神経などが原因になることも考えられます。その場合、膝蓋下脂肪体や周辺組織をターゲットにした本書のストレッチは有効ではないことがありますので、手術を受けた病院に相談して別の原因を探ってみてください。

おわりに

本書で紹介した「原因部位発見メソッド」および、痛みの原因組織に対するセルフケアはいかがでしたか。中には「こんなに簡単な方法でいいの？」と思うようなものもあったかもしれません。しかし、きちんと原因を特定し、原因組織への適切なケアを行うことができれば、あなたの長年のひざ痛はきっと改善に向かうはずです。

長く病院に通っても痛みが治らず、本当の原因すらわからないという患者さんは少なくありません。そのような状態で行う治療が本当に患者さんのためになっているのか、一医療従事者として疑問に思っていました。

本書が一人でも多くの方を、ひざ痛の悩みから救うことにつながることを願っています。

２０２２年12月　園部俊晴

【参考文献】

・『園部俊晴の臨床「膝関節」』園部俊晴（運動と医学の出版社）

・『つらいひざ痛が１分でよくなる！　ひざ下リリース』園部俊晴（わかさ出版）

・『30秒の「臀筋ほぐし」で下半身のつらいしびれ・痛みは消せる！』園部俊晴（ＰＨＰ研究所）

・Martin Englund, M.D., et al.: Incidental Meniscal Findings on Knee MRI in Middle-Aged and Elderly Persons.N Engl J Med. 11; 359(11): 1108-1115, 2008.

・Ishimoto Y.,et al.：Associations between radiographic lumbar spinal stenosis and clinical symptoms in the general population: the Wakayama Spine Study. Osteoarthritis Cartilage. Jun;21(6):783-8. 2013 .

【著者略歴】

園部俊晴（そのべ・としはる）

1991年、理学療法士（国家資格）取得。同年に関東労災病院リハビリテーション科に勤め、同病院で26年間勤務ののち「コンディション・ラボ」を開業。

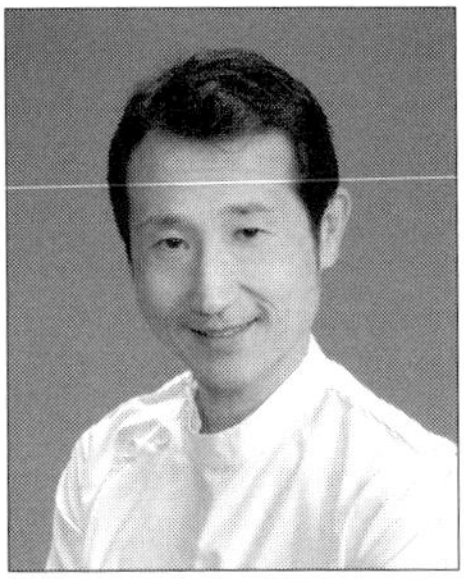

足・膝・股関節など、整形外科領域の下肢障害の治療を専門としている。故・入谷誠の一番弟子。一般の人だけでなくスポーツ選手にまで幅広く支持され、自身の治療院は約１年待ち。多くの一流アスリートや著名人などの治療も多く手掛ける。

身体の運動連鎖や歩行に関する研究および文献多数。著書多数。新聞、雑誌、テレビなどのメディアにも多く取り上げられる。また、運動連鎖を応用した治療概念は、専門家からの評価も高く全国各地で講演活動を行う。

治療１年待ちの理学療法士が教える
園部式ひざ痛改善メソッド

2023年1月23日　第一刷
2023年10月17日　第三刷

著　者　園部俊晴

発行人　山田有司

発行所　株式会社　彩図社《さいずしゃ》
〒170-0005
東京都豊島区南大塚3-24-4　MTビル
TEL 03-5985-8213　FAX 03-5985-8224

印刷所　シナノ印刷株式会社

URL　https://www.saiz.co.jp
https://twitter.com/saiz_sha

ISBN978-4-8013-0641-7　C0077